I0481771

Hashimoto Thyreoiditis für Einsteiger

Behandlung, Ernährung und Psychologie bei Hashimoto. Die Krankheit einfach erklärt. Inklusive Leitfaden zum Abnehmen.

Medical Academy

Inhaltsverzeichnis

Einleitung

Die Schilddrüse ist ein lebenswichtiges und gleichzeitig eines unserer anfälligsten Organe für empfindliche endokrinologische Störungen. Sie dient als Jodspeicher des Körpers und produziert jodhaltige Hormone, die vom Knochenaufbau bis hin zum Energiestoffwechsel an vielen wichtigen Körperfunktionen beteiligt sind. Häufig hört man von einer Über- oder Unterfunktion der Schilddrüse, das kann schließlich an vielen Hormondrüsen unseres Körpers passieren.

Bei der Hashimotothyreoiditis handelt es sich zwar ebenfalls um eine Erkrankung der Schilddrüse, sie ist jedoch nicht ganz so einfach wie die Über- oder Unterfunktion. Es handelt sich um eine recht häufige autoimmune Erkrankung der Schilddrüse, die zu ihrer chronischen Entzündung führt. Die Symptome sind eine Kombination aus denen einer Über- und Unterfunktion und der Betroffene hat ein Leben lang mit den Auswirkungen der Erkrankung zu tun. Die Hashimotothyreoiditis betrifft rund 3 % der Weltbevölkerung, es sind mehr Frauen als Männer betroffen.

Doch was bedeutet die Diagnose Hashimotothyreoiditis für das weitere Leben eines Menschen? Mit welchen Folgen wird er zu kämpfen haben, welchen Herausforderungen und krankheitsbedingten Problemen muss er sich stellen und wie lässt sich der Alltag trotz Hashimotothyreoiditis möglichst ohne Probleme gestalten?

Kapitel 1: Die Schilddrüse - unser Jodspeicher

Jedes Wirbeltier besitzt eine Schilddrüse. Bei Säugetieren und somit auch beim Menschen befindet sich diese hormonproduzierende Drüse am Hals an der Vorderseite. Sie hat die Form eines Schmetterlings und ist normalerweise beim gesunden Menschen für den Laien nicht zu ertasten. Diese Form ergibt sich aus den beiden etwa gleich großen Lappen, aus denen eine gesunde Schilddrüse besteht. Verbunden sind sie durch ein Mittelstück, den der Mediziner als Isthmus bezeichnet.

Unsere Schilddrüse speichert Jod und produziert daraus jodhaltige Hormone. Hormone sind sehr wirksame biochemische Verbindungen, die lebenswichtige Funktionen unseres Körpers steuern, regulieren und überhaupt erst möglich machen. Hormonelle Störungen greifen deswegen tief in die Grundfunktionen des menschlichen Körpers ein, egal wo sie auftreten. Bei Schilddrüsenproblemen kann der Betroffene fast nicht übersehen, dass etwas nicht stimmt, denn die Hormone der Schilddrüse regulieren und steuern etliche verschiedene Körperfunktionen.

Kapitel 1.1: Warum haben wir eine Schilddrüse?

Die Schilddrüse ist nichts anderes als eine Hormondrüse. Sie nimmt Stoffe auf, die sie für die Produktion dieser Hormone braucht, und produziert durch Impulse des Gehirns gesteuert genau dann Hormone nach, wenn sie benötigt werden. Dadurch ist die Schilddrüse gleichzeitig auch der Jodspeicher des Körpers, denn nirgends sonst wird so viel Jod gebraucht wie hier.

Die Schilddrüse ist für die Produktion der beiden jodhaltigen Schilddrüsenhormone Triiodthyronin und Thyroxin zuständig und stellt außerdem das Peptidhormon Calcitonin her.

Die beiden Schilddrüsenhormone Triiodthyronin und Thyroxin sind beim Aufbau und Wachstum einzelner Zellen beteiligt und dürfen beim Energiestoffwechsel des Körpers nicht fehlen. Missbräuchlich werden die beiden Hormone als Schlankheitspillen eingesetzt, was aber einem Irrtum zu verdanken ist. Ihre Einnahme kurbelt zwar erst durchaus den Stoffwechsel an und unterstützt damit bei viel sportlicher Betätigung den Prozess beim Abnehmen. Allerdings werden dann auch keine Muskelzellen aufgebaut, sondern der Körper baut insgesamt ab. Durch die unkontrollierte und aus medizinischer Sicht nicht notwendige Einnahme der Schilddrüsenhormone kann es zu lebensbedrohlichen Zuständen kommen, weshalb davon vehement abzuraten ist.

Calcitonin reguliert den Kalzium- und Phosphathaushalt des Körpers und wirkt kalziumsenkend. Die Knochen setzen laufend Kalzium in den Blutkreislauf frei. Wird es zu viel, senkt Calcitonin die Aktivität der Knochenzellen, die die Ausschüttung veranlassen. Gleichzeitig wird über die Nieren Kalzium ausgeschieden, weshalb auch die Einnahme von Calcitonin beim Menschen harntreibend wirkt. Das Hormon sorgt dafür, dass die Knochenmasse erhalten bleibt, denn wenn es wirkt, wie es soll, kann der Knochen keine zu großen Mengen Kalzium verlieren und behält seine gesunde Masse bei. In der Medizin wird Calcitonin verabreicht, wenn Erkrankungen bestehen, die die Knochenmasse zu reduzieren drohen. Das ist etwa bei manchen bösartigen Tumorerkrankungen der Fall.

Kapitel 1.2: Überfunktion der Schilddrüse

Eine der bekanntesten Erkrankungen der Schilddrüse ist ihre Überfunktion. Das bedeutet, dass sie zu viele Hormone produziert und damit die Funktionen durcheinanderbringt, die diese Hormone im Körper steuern sollen. Der Mediziner spricht von einer Hyperthyreose. Symptome können von Herzrhythmusstörungen, Gewichtsverlust trotz ständigem Hunger, starkem Schwitzen, Nervosität, bis zu Zittern und schneller Ermüdung reichen.

Ausgelöst werden kann die Überfunktion der Schilddrüse durch bestehende Erkrankungen, aber auch durch die Gabe von Schilddrüsenhormonen als Medikament. Fälle der Hyperthyreose wurden auch schon durch den Missbrauch von Schilddrüsenhormonen bekannt, deren Anwender versucht haben, dadurch schnell abzunehmen. Auslöser der Überfunktion kann auch die sogenannte Schilddrüsenautonomie sein. Das bedeutet, dass Teile der Schilddrüse nicht mehr dann aktiv werden, wenn ihre Hormone wirklich gebraucht werden, sondern unabhängig davon. Es kann also schnell ein Überangebot an Schilddrüsenhormonen entstehen, da sie nicht mehr nur dann produziert werden, wenn der Körper sie wirklich gebrauchen kann.

Eine gefährliche Komplikation bei Hyperthyreose ist die thyreotoxische Krise. Diese entsteht, wenn ein extremes Überangebot an Schilddrüsenhormonen ins Blut gelangt ist und schwere Symptome verursacht. Eine solche thyreotoxische Krise kann innerhalb von Stunden oder Tagen entstehen, also sehr schnell. Sie stellt einen medizinischen Notfall dar, da die Symptome lebensbedrohlich werden können.

Kapitel 1.3: Unterfunktion der Schilddrüse

Die Unterfunktion der Schilddrüse tritt dann auf, wenn nicht genug Schilddrüsenhormone zur Verfügung stehen. Während eine Überfunktion den Körper in eine Art Schnelldurchlauf befördert, verhält es sich mit der Unterfunktion der Schilddrüse umgekehrt und der Stoffwechsel wird verlangsamt. Dadurch verringert sich die körperliche und geistige Leistungsfähigkeit.

Bei der Hypothyreose muss zwischen einer angeborenen und erworbenen Form der Erkrankung unterschieden werden. Die angeborene Form kann schwerwiegende Symptome kurz nach der Geburt entstehen lassen. Unmittelbar nach der Geburt sind betroffene Babys klinisch noch unauffällig, denn jetzt haben sie noch ausreichend Schilddrüsenhormone aus dem mütterlichen Körper im Blutkreislauf. Sobald sich das ändert, entwickeln sich Trinkschwächen, sie leiden häufig unter Verstopfung, bewegen sich sehr wenig und es kann zu verlängerter Neugeborenengelbsucht, einer platten Nase und einem sehr ausgeprägten Bauchnabel kommen. Wird der Zustand nicht rechtzeitig erkannt, hat das schwere Folgeschäden. Weniger schlimm fällt die Unterfunktion der Schilddrüse in der Regel aus, wenn sie im Laufe des Lebens entsteht. Beim Erwachsenen kommt es zu Antriebs- und Appetitlosigkeit, Müdigkeit, körperlicher und Konzentrationsschwäche und Verstopfungen. Depressionen kommen nicht selten durch eine Unterfunktion der Schilddrüse zustande.

Auch bei der Unterfunktion gibt es einen Zustand, der gefährlich werden kann. Er wird als Myxödemkoma bezeichnet und geht mit sehr flachem Herzschlag und Atmung sowie stark verringerten Reaktionen einher.

Kapitel 1.4: Was ist Hashimotothyreoiditis?

Neben der Über- und Unterfunktion ist die Hashimotothyreoiditis die dritte bekannte und weitverbreitete Erkrankung der Schilddrüse. Sie wurde durch den japanischen Arzt Hakaru Hashimoto im Jahre 1912 entdeckt und entsprechend nach ihm benannt. Bei dieser Autoimmunerkrankung erkennen die T-Lymphozyten die Zellen der Schilddrüse nicht als gesundes, körpereigenes Material, sondern halten es fälschlicherweise für schädlich. Deswegen zerstören sie es nach und nach, was zu einer chronischen Entzündung der Schilddrüse beim Betroffenen führt.

Die Hashimotothyreoiditis lässt sich in zwei Verlaufsformen unterteilen. Als Hashimotothyreoiditis wird die Form bezeichnet, bei der die Schilddrüse vergrößert erscheint. Der Mediziner spricht auch von einer Autoimmunthyreopathie Typ 1A oder 2A. Es kann aber auch eine Verkleinerung der Schilddrüse vorliegen, dann handelt es sich um Typ 1B oder 2B. Beide Formen unterscheiden sich bis auf dieses Merkmal kaum voneinander und können auch ineinander übergehen, weshalb zwischen ihnen meist nicht differenziert wird.

Häufig tritt Hashimotothyreoiditis zusammen mit anderen Erkrankungen auf, die mit dem Stoffwechsel und den Hormonen zusammenhängen, die diesen steuern. Dazu gehört beispielsweise Diabetes mellitus oder Zöliakie (Glutenunverträglichkeit). Sie ist eine der häufigsten Autoimmunerkrankungen des Menschen und ist nicht heilbar, aber durch Medikamente in der richtigen Dosierung sehr gut in den Griff zu bekommen. Eine Todesursache ist Hashimotothyreoiditis somit nicht, die Lebensqualität des Patienten ist ebenfalls gut, wenn die Medikamente einmal richtig eingestellt sind. Einige Einschränkungen kann es je nach Schweregrad und begleitenden Erkrankungen durch Hashimotothyreoiditis aber natürlich dennoch geben.

Die Ursachen der Hashimotothyreoiditis sind wie bei vielen autoimmunen Erkrankungen nicht genau geklärt. Es scheint genetische Ursachen zu geben, denn familiäre Häufungen der Erkrankung sind nicht selten. Wie bei vielen Autoimmunerkrankungen gilt auch für diese Krankheit, dass „schlechte" Gene nicht immer zum Ausbruch führen müssen. Mediziner benutzen die Aussage: „Bad genes and bad Luck". Das bedeutet, es muss zusätzlich ein begünstigender Faktor dazukommen, der zum Ausbruch einer Autoimmunerkrankung führt, andernfalls könnte ein Mensch sehr lange mit der Veranlagung leben und es käme nicht zu Symptomen. Ein möglicher Faktor ist eine hormonelle Umstellung im Körper, Pubertät und Menopause sind häufige Zeitpunkte für den Ausbruch. Psychische Faktoren wie Stress oder schwere Viruserkrankungen wie das Pfeiffersche Drüsenfieber stehen ebenfalls im Verdacht, eine Veranlagung für Hashimotothyreoiditis aufwecken zu können. Frauen mit polyzystischem Ovarialsyndrom leiden ebenfalls häufig an der Erkrankung. Als relativ gesichert gilt, dass ein kontinuierlicher Jodüberschuss ebenfalls das Risiko birgt, eine Veranlagung zur Hashimotothyreoiditis zur manifestierten Erkrankung werden zu lassen. Patienten, die beispielsweise mit jodhaltigem Kontrastmittel über längere Zeiträume hinweg in Berührung gekommen sind, leben also bei entsprechender Veranlagung mit erhöhtem Risiko.

Kapitel 2: Leben mit Hashimotothyreoiditis

Hashimotothyreoiditis ist also eine Autoimmunerkrankung, die nach und nach die gesunden Zellen der Schilddrüse zerstört. Das klingt zunächst unheimlich und gefährlich. Tatsächlich aber erleben die meisten Patienten nur einen leichten Verlauf der Erkrankung, mittelschwere und schwere Verläufe sind eher selten. Zudem entstehen ständig neue Schilddrüsenzellen, auch wenn sie durchs eigene Immunsystem angegriffen werden. Selbst, wenn die Schilddrüse so angegriffen ist, dass sie alleine nicht mehr ausreichend Hormone produzieren kann, können diese als Substitut verabreicht werden. Dennoch bedeutet die Diagnose Hashimotothyreoiditis einige Veränderungen im Leben. Teilweise entstehen diese durch die Schilddrüsenerkrankung selbst, teilweise aber auch durch mögliche begleitende Erkrankungen oder erforderliche Medikamente, die aufgrund der Hashimotothyreoiditis eingenommen werden müssen.

Was bedeutet also ein Leben mit Hashimotothyreoiditis?

Kapitel 2.1: Welche Symptome bringt Hashimotothyreoiditis mit sich?

Zunächst kommt es durch die Hashimotothyreoiditis zu einer Überfunktion der Schilddrüse. Anfangs werden Patienten auch oft so behandelt, als wäre das das Problem, bis sich dann herausstellt, dass es sich gar nicht um eine Überfunktion handelt. Bis dahin kann einige Zeit vergehen, in der die Symptome der Hashimotothyreoiditis deutlich spürbar sein können. Da viele Betroffene nur einen leichten Verlauf haben, haben sie auch nicht alle Symptome und können sogar vollkommen symptomfrei bleiben, auch wenn eine Blutuntersuchung eindeutige Hinweise liefern könnte. Mit der Zeit geht die Hashimotothyreoiditis über in eine Unterfunktion der Schilddrüse, die dann wieder ganz andere Symptome als zu Beginn der Erkrankung mit sich bringt. Deswegen werden die Symptome auch in diese zwei Phasen unterteilt.

In der ersten Phase kommt es zu einem Überangebot an Schilddrüsenhormonen im Blutkreislauf. Das bedeutet, dass die Symptome denen einer typischen Überfunktion gleichen. Der Betroffene ist nervös und reagiert reizbarer als gewohnt. Er wirkt ruhelos und kann auch unter Ein- und Durchschlafstörungen leiden. Bei vielen Patienten wird ein Zittern der Hände beobachtet, das ganz leicht oder auch so schwer ausfallen kann, dass es ihnen schwerfällt, einen Gegenstand festzuhalten oder akkurate Arbeiten auszuführen. Schweißausbrüche und dauerhaft schwitzige, feuchtwarme Haut werden zum Dauerzustand, auch wenn es draußen gar nicht warm genug dafür ist. Der Schweiß riecht aber nicht unangenehmer als normaler Schweiß. Viele Betroffene leiden in dieser Phase unter unangenehmen Herzrhythmusstörungen, die meistens aber ungefährlich sind. Sie bemerken etwa phasenweises Herzrasen oder nehmen für wenige Sekunden ein seltsames Herzklopfen wahr, das sich aber schnell wieder normalisiert. Selten kommt es wirklich zu bedenklichen Herzrhythmusstörungen, betroffene Patienten haben oft schon vorher an einer Erkrankung des Herzmuskels gelitten. In schweren Fällen der Hashimotothyreoiditis kann es natürlich sein, dass der Herzmuskel geschädigt wird und die Herzrhythmusstörungen mit der Zeit ein Problem für sich alleine darstellen. In dieser Phase haben Betroffene außerdem sehr viel Hunger bis hin zu Heißhunger. Der Heißhunger kann sich dabei auf spezielle Lebensmittel beziehen oder ganz allgemein auf alles, was dem Betroffenen normalerweise auch gut schmecken würde. Obwohl er auch entsprechend viel isst, nimmt er tendenziell immer weiter ab. Das geht ganz langsam vonstatten, es kann sich auch lediglich um ein konstantes leichtes Untergewicht handeln, das gar nicht zum Essverhalten passt. Männer haben in der Anfangsphase der Hashimotothyreoiditis keine weiteren hormonellen Probleme oder Störungen, Frauen hingegen bemerken Unregelmäßigkeiten des weiblichen Zyklus. Die Regelblutung kann seltener, öfter oder gar nicht mehr eintreten, es gibt keinen regelmäßigen Zyklus mehr und es kann auch zu Schmierblutungen kommen. Die Intensität der Menstruation kann zunehmen, was für Frauen natürlich besonders unangenehm ist.

In der zweiten Phase der unbehandelten Hashimotothyreoiditis tritt an die Stelle der bisherigen Überfunktion der Schilddrüse eine Unterfunktion. Während der Körper bisher wie auf Hochtouren gearbeitet hat und der Stoffwechsel schneller war, als er bei einem gesunden Menschen eigentlich sein darf, geht jetzt alles nur noch langsam und schleppend und der Betroffene fühlt sich so, als habe er viele Kleinigkeiten, ohne richtig beschreiben zu können, was ihm fehlt. Die Körpertemperatur ist immer etwas zu niedrig und dadurch sind Betroffene auch viel empfindlicher gegen Kälte. Je nach Körpergewicht kann es sogar sein, dass sie in einer lauen Sommernacht schon so frieren wie andere im Winter. Im Hals kann es phasenweise oder dauerhaft zu einem gefühlten Kloß im Hals oder einem sehr unangenehmen Strangulationsgefühl kommen. Dieses kann nach bestimmten Ereignissen wie einem großen Schluck Wasser auftreten, dauerhaft zu spüren sein oder auch nur für einige Tage und Wochen da sein und dann wieder vollständig verschwinden. Es kommt zu Wassereinlagerungen, vor allem im Gesicht. Typische Stellen sind die Augenlider. Die unangenehmen Ödeme treten aber auch an den Armen und Beinen sowie an den Stimmbändern auf. Wenn das passiert, hüsteln und räuspern sich Betroffene häufig und sprechen mit einer heiseren, belegten Stimme, obwohl sie nicht erkältet sind. Zusätzlich kann es stellenweise zu Verhärtungen der Muskeln kommen. Das schmerzt, solange die Verhärtung anhält. Zu den Schmerzen tragen aber auch eine allgemeine Muskelschwäche und immer öfter auftretende Gelenkschmerzen bei. Während vorher scheinbar noch alles gegessen werden konnte und das am besten in großen Portionen, kommt es jetzt oft zu Störungen der Verdauung, Übelkeit, Durchfall und einer schnellen Gewichtszunahme. Diese wird vom Betroffenen oft als unkontrollierbar und beängstigend empfunden, da sie eine so große Umstellung zu früher darstellt, als das Problem eher in einer zu niedrigen Zahl auf der Waage bestand. Auch Haare und Nägel wirken ungesund, werden brüchig und sehen matt und ungepflegt aus, egal was dagegen unternommen wird. Die Haut wird trocken und rissig und kann dadurch unangenehmen Juckreiz verursachen. Als würde sich der Betroffene nicht schon schlecht genug fühlen, kommen durch den Mangel an Schilddrüsenhormonen jetzt auch noch Antriebs- und Motivationslosigkeit dazu, bei beiden Geschlechtern kann sich die Libido verringern und es fällt sehr schwer, sich auf etwas zu konzentrieren. Stattdessen ist die Müdigkeit ein ständiger Begleiter, auch wenn noch so sehr auf ausreichend Schlaf geachtet wurde. Das alles kann in einer depressiven Verstimmung unterschiedlicher Schweregrade gipfeln. Bei Frauen ist der Zyklus nach wie vor unregelmäßig oder die Regelblutungen bleiben vollständig aus. In der unterfunktionellen Phase der Hashimotothyreoiditis kann es auch zur ersten Folgeerkrankung kommen, zur endokrinen Orbitopathie. Dies ist eine Erkrankung der Augen, bei der sie sichtbar hervortreten und die Augenlider wie erhoben wirken. Betroffene haben einen dauerhaft überraschten oder schockierten Gesichtsausdruck. Vom psychosozialen Leidensdruck abgesehen kann diese

Folgeerscheinung den Augapfel schädigen, sodass es zu körperlichen Folgen wie Trockenheit der Augen und häufige Bindehautentzündungen kommt. Über die Hälfte der Betroffenen braucht spätestens jetzt aber auch eine psychologische Betreuung, denn die endokrine Orbitopathie ist deutlich zu sehen und führt somit zu angeknackstem Selbstbewusstsein und Schwierigkeiten des Betroffenen, in der Gesellschaft akzeptiert und wie ein ganz normaler Mensch behandelt zu werden.

Der Wechsel von der ersten, überaktiven Phase in die zweite, unterfunktionelle Phase der Hashimotothyreoiditis kann sehr lange Zeit dauern. Viele Betroffene sind als Kinder und junge Erwachsene eher von der Überfunktion der Schilddrüse geprägt und gehen dann erst im mittleren Alter in die unterfunktionelle Zeit über. Bei anderen geht es auch wesentlich schneller, das sind schwerere Verläufe der Hashimotothyreoiditis. Dadurch, dass die meisten Menschen an einer eher leichten Form leiden, kann es Jahre und Jahrzehnte dauern, bis die Hashimotothyreoiditis überhaupt erkannt wird. Zunächst wird gern davon ausgegangen, dass es sich um nichts weiter als eine Überfunktion der Schilddrüse handelt. Wenn dann die Symptomatik in die Unterfunktion übergeht, erkennt der behandelnde Arzt, dass das nicht sein kann, wenn es wirklich nur eine Überfunktion war. Der Patient wird also auf Hashimotothyreoiditis getestet - leider oft mit positivem Ergebnis.

Kapitel 2.2: Wie verläuft Hashimotothyreoiditis?

Die Hashimotothyreoiditis bleibt oft über viele Jahre unentdeckt und wird, wenn überhaupt, dann wie eine Überfunktion der Schilddrüse behandelt.

Als Autoimmunerkrankung folgt auch die Hashimotothyreoiditis dem Schema: „Bad Luck and bad genes". Die genetische Veranlagung haben viele Menschen, doch nicht bei jedem wird es zum Ausbruch einer autoimmunen Erkrankung kommen. Das folgt nicht selten einem auslösenden Ereignis. Starker Stress wie die Diagnose einer weiteren schweren Erkrankung, der Tod eines Angehörigen, körperlicher Stress durch Operationen und Krankenhausaufenthalte oder auch starker psychischer Stress können schon genügen, um eine „schlafende" Hashimotothyreoiditis zum Ausbruch zu bewegen. Nicht selten bricht sie nach einer schweren Virusinfektion aus - kaum ist diese überstanden, schon treten die ersten Symptome einer überaktiven Schilddrüse in Erscheinung und machen dem Betroffenen das Leben schwer. In anderen Fällen gibt es kein solches Ereignis und die Hashimotothyreoiditis bricht aus - das kann im Kindesalter passieren, aber auch noch im Erwachsenenalter.

Der Verlauf hängt vom Schweregrad der Erkrankung ab. Ein leichter Verlauf kann im Kindesalter beginnen und lange Zeit unbemerkt bleiben, oder als Schilddrüsenüberfunktion abgetan werden. Als Erwachsener schwenken dann die Symptome um, in die einer Unterfunktion, und die Diagnose Hashimotothyreoiditis lässt nicht mehr lang auf sich warten. Je früher die Hashimotothyreoiditis diagnostiziert wird, desto eher kann auch mit der medikamentösen Einstellung des Patienten begonnen werden. Bis ein Betroffener die richtige Wirkstoffdosis für sich herausgefunden hat, vergehen einige Monate bis hin zu zwei Jahren. In den Fällen, in denen die Hashimotothyreoiditis früh noch während der überaktiven Zeit der Schilddrüse erkannt wurde, muss damit gerechnet werden, dass die medikamentöse Einstellung erneut folgen muss, wenn die unteraktive Phase einsetzt. Das kann noch einmal genauso lange dauern. Stimmen die Medikamente aber mit dem Bedarf überein, dann ist es bei leichten Verläufen oft so, dass der Patient ein beinahe symptomfreies Leben für sehr lange Zeit führen kann.

Heilbar ist die Hashimotothyreoiditis nicht, denn das ist keine Autoimmunerkrankung. Es ist also nach heutigem Stand der Medizin nicht möglich, sie ursächlich zu behandeln. Im Verlauf der Erkrankung kann es immer wieder zu hormonellen Veränderungen oder Schüben kommen, während derer es dem Betroffenen wieder schlechter geht, da es zu Symptomen kommt. Sie klingen aber entweder mit der Zeit von allein oder nach der Anpassung der Dosierung der Schilddrüsenhormone ab. Die Lebenserwartung eines Menschen mit Hashimotothyreoiditis ist bei medikamentöser Behandlung und regelmäßigen Kontrolluntersuchungen beim behandelnden Arzt nicht verringert - er kann genauso alt werden wie jeder andere Mensch.

Hashimotothyreoiditis ist leider bekannt dafür, nicht immer alleine zu kommen. Sie kann mit anderen Grunderkrankungen einhergehen oder diese brechen bei Hashimotopatienten mit größerer Wahrscheinlichkeit aus. Darunter befinden sich auch Erkrankungen, die keine gute Prognose haben und deutliche Einschränkungen im Alltag und in der Lebensqualität bedeuten. Beispielsweise können Patienten mit Hashimotothyreoiditis später an Diabetes mellitus erkranken oder der Herzmuskel kann so erheblichen Schaden nehmen, dass es zu gesundheitlichen Schäden kommt, die behandelt werden müssen. Vor allem bei Frauen tritt zusammen mit Hashimotothyreoiditis gerne das polyzystische Ovarialsyndrom auf. Das bereitet ihnen nicht nur Schmerzen, sondern setzt auch die Fruchtbarkeit der Frau so stark herab, dass es schlimmstenfalls unmöglich für sie wird, eigene Kinder ohne die Hilfe eines Fruchtbarkeitsmediziners zu bekommen.

Bei schweren Verläufen, die glücklicherweise selten sind, kann der Verlauf für den Betroffenen unangenehmer und die Erkrankung im Alltag präsenter sein. Selbst bei ausreichender Supplementierung mit Hormonen kann es sein, dass die Beschwerden der Über- und Unterfunktion der Schilddrüse bestehen bleiben oder schubweise wiederkehren. Es kann beim Auftreten der Symptome versucht werden, diese durch geeignete Medikamente zu lindern, beispielsweise durch Antidepressiva mit begleitender Psychotherapie, wenn es zu depressiver Verstimmung kommt. Patienten mit schweren Fällen von Hashimotothyreoiditis leiden jedoch oft trotzdem unter Einschränkungen ihrer Lebensqualität, die sich nicht so einfach aus der Welt schaffen lassen wie bei einer leichteren Verlaufsform.

Eine Steigerung des Krankheitsbildes bei schweren Verläufen ist die Hashimoto-Enzephalopathie. Hierbei kommt es zu Wesensveränderungen des Betroffenen, Zuständen der Verwirrtheit, Amnesien, Störungen in der Koordination der Bewegungen, raschen und unwillkürlichen Muskelzuckungen, Depressionen, wahnhaften Zuständen und Halluzinationen. Schlimmstenfalls treten Anfälle auf, die mit epileptischen Anfällen zu vergleichen sind. Durch diese extreme Symptomatik können Betroffene je nach Ausprägung und Entwicklung der Erkrankung als schwerbehindert eingestuft werden.

Kapitel 2.3: Die Behandlung der Hashimotothyreoiditis

Als Autoimmunerkrankung ist die Hashimotothyreoiditis nicht heilbar. Es besteht also keine Aussicht darauf, dass ein Betroffener jemals wieder ohne diese Erkrankung leben kann, sobald sie einmal ausgebrochen ist. Beim typischen leichten bis mittelschweren Verlauf ist es aber möglich, den Patienten medikamentös so einzustellen, dass er von den Symptomen wenig, bis gar nichts mehr bemerkt.

Zunächst muss die Erkrankung diagnostiziert werden. Ist die Diagnose einmal gesichert, kennt der behandelnde Arzt auch die Hormonspiegel des Patienten. Diese sind wichtig, um die erforderliche Dosis der Hormonersatzmedikamente zu berechnen, die dem Betroffenen fehlen und die er folglich jeden Tag einnehmen muss, damit sich die Hormonspiegel im Körper in einem gesunden Maß bewegen. Die Einnahme beginnt, sobald die Schilddrüse aufgrund der Schädigung der Zellen durch die T-Lymphozyten nicht mehr genug Schilddrüsenhormone herstellen kann. Der Patient nimmt morgens etwa 30 Minuten vor der ersten Mahlzeit des Tages die Tablette ein, da der Hormonspiegel jetzt meist hoch ist. Sofern der Körper T4 noch in T3 umwandeln kann, genügt die alleinige Einnahme von Thyroxin. Andernfalls wird ein kombiniertes Präparat aus T3 und T4 verabreicht, welches entweder ein festes Mischverhältnis hat, oder aus zwei einzelnen Präparaten besteht und vom Patienten bei der Einnahme zusammengestellt wird. Mehr als die Einnahme einer Tablette beinhaltet die Behandlung der Hashimotothyreoiditis aber zunächst nicht.

Zur ärztlichen Betreuung eines Hashimotopatienten gehört aber natürlich noch mehr. Alle 6 bis 12 Monate muss die Schilddrüse sonografisch überprüft werden, um den Grad der Schädigung im Blick zu behalten. Bei diesen Terminen werden auch die Hormonspiegel des

Patienten untersucht, was mittels Blutuntersuchung geht. Sollten sich Hormonspiegel verändern, müssen auch die Medikamente angepasst werden, denn sonst kommt es schnell wieder zu spürbaren Symptomen.

Einige Endokrinologen raten ihren Patienten zur kontrollierten Einnahme von Selen unter ärztlicher Aufsicht. Noch ist zwar nicht sicher erwiesen, dass Selen sich positiv auf den Verlauf der Hashimotothyreoiditis auswirkt. Mehrere Studien kamen allerdings schon zu dem Schluss, dass das Spurenelement sich positiv auf den Immunprozess auswirkt und es daher sinnvoll ist, es einzunehmen. Das sollte allerdings nicht in Eigenregie gemacht werden, sondern immer in Rücksprache mit dem behandelnden Arzt - auch, wenn der Vorschlag nicht von ihm kam.

Kapitel 2.4: Aus dem Alltag eines Patienten

Hashimotothyreoiditis ist ohne Zweifel eine Erkrankung, aber keine, die das Leben dauerhaft beeinträchtigen muss. Sie muss diagnostiziert werden und gehört in die Hände eines Endokrinologen, doch ist der Patient erst einmal richtig eingestellt, kann er bestenfalls für sehr lange Zeit symptomfrei leben.

Was aber bedeutet Hashimotothyreoiditis wirklich fürs Leben, für den Alltag, Beruf und Karriere, für die Familienplanung? Das steht auf einem ganz anderen Blatt. Wie bei vielen Erkrankungen haben Betroffene sogar dann noch mit Auswirkungen zu kämpfen, obwohl sie rein medizinisch betrachtet medikamentös so gut eingestellt sind, wie es nur geht.

Susi ist eine 34-jährige Frau, die im Alter von 23 Jahren erfahren hat, dass sie an Hashimotothyreoiditis leidet. Sie war als Teenager gertenschlank, fast ein wenig zu dünn. Obwohl sich an ihrem Lebensstil nicht viel verändert hat, konnte sie mit knapp über 20 auf einmal nicht mehr alles essen, worauf sie Lust hatte. Früher hatte Susi von scheinbar gar nichts zunehmen können. Sie wurde auf einmal immer dicker und ihr ging es auch körperlich nicht mehr gut. Ihr fehlte der Antrieb, Muskeln und Gelenke taten ihr weh und sie fühlte sich so unwohl mit ihrem Körper, dass sie in ihrer Freizeit gar nicht mehr nach draußen wollte. Sie steckte noch im Studium und irgendwann machte sich ihre Mutter Sorgen, dass sie das Studium womöglich nicht schaffen würde, wenn es so weiterging. Sie bewegte ihre Tochter dazu, zum Arzt zu gehen, denn in Susis Kindheit war schon einmal eine Überfunktion der Schilddrüse festgestellt worden. Schilddrüse und Depression - das stand doch irgendwie im Zusammenhang?

Tatsächlich stellte der Arzt fest, dass eine Unterfunktion der Schilddrüse vorlag. Aus Susis Schilderungen konnte er sich ableiten, dass das nicht schon immer so gewesen sein konnte - denn so, wie sie früher gewesen war, konnte die Schilddrüse damals noch nicht zu wenig Hormone hergestellt haben. Deswegen konnte er gleich die richtige Verdachtsdiagnose äußern und Susi konnte schnell behandelt werden.

Sie bekam Medikamente verordnet und nahm ab jetzt jeden Morgen eine Tablette. Es dauerte einige Monate, bis es ihr wieder besser ging. Erst passierte scheinbar gar nichts, dann aber bekam sie immer mehr Lust, wieder rauszugehen und den Dingen nachzugehen, die ihr früher Spaß gemacht hatten. Sie ging einmal die Woche schwimmen und arbeitete daran, wieder abzunehmen. Ganz so schlank wie früher ist Susi zwar bis heute nicht wieder geworden, aber sie fühlt sich wieder viel wohler in ihrer Haut. Außerdem hat Susi den Eindruck, dass ihre brüchigen Fingernägel nicht mehr so schlimm sind wie früher und dass ihre Haare auch wieder gesünder aussehen und länger wachsen. Insgesamt ging es ihr gut, als die Medikamente richtig eingestellt waren.

Dann lernte Susi ihren heutigen Mann kennen. Es gab wie bei jedem Paar Höhen und Tiefen, irgendwann waren sich aber beide sicher und wollten dann auch Kinder. Susis Zyklus war immer schon unregelmäßig gewesen, manchmal hatte die Menstruation sogar monatelang auf sich warten lassen. Bisher hatte sie sich selten Gedanken gemacht, jetzt aber verunsicherte es sie zunehmend. Susi wusste nie, ob das Ausbleiben der Menstruation ein Hinweis war – doch, wenn sie dann den Test machte, war da kein zweiter Streifen. Sie wurde einfach nicht schwanger und es verging Monat um Monat, ohne dass etwas passierte.

Susi sprach bei einer der regelmäßigen Kontrolluntersuchungen der Schilddrüse ihren Arzt darauf an, dass sie schwanger werden wollte und es schon lange nicht klappte. Dieser verwies sie an ihren Gynäkologen, der sie zunächst untersuchte. Es stellte sich schnell heraus, dass bei Susi nicht nur eine Hashimotothyreoiditis vorlag, sondern auch ein polyzystisches Ovarialsyndrom. Ihr Gynäkologe klärte sie darüber auf, dass beide Erkrankungen oft Hand in Hand gingen und es zwar nicht unmöglich sei, Kinder zu bekommen, aber erschwert.

Susi ging es nach dieser Neuigkeit erst einmal nicht gut. Sie und ihr Mann beschlossen aber, dass sie es gemeinsam trotzdem versuchen wollten. Für Susi bedeutete das also, dass sie noch einige weitere Termine bei ihrem Gynäkologen hatte und weitere Medikamente einnehmen musste, damit sie versuchen konnte, auf natürlichem Wege schwanger zu werden. Es vergingen weitere Monate, doch dann war es endlich so weit, dass sich der Schwangerschaftstest als positiv herausstellte.

Besonders in der Schwangerschaft muss Susi sehr auf die Ernährung achten, denn sie hatte, wie viele schwangere Frauen, Heißhunger. Doch durch ihre Hashimotothyreoiditis wusste sie auch, wie schnell sie zunehmen konnte, wenn sie sich nicht gesund ernährte. Diese Umstellung tut aber auch dem Baby gut, das nach der kritischen ersten Zeit gesund wirkt und sich gut entwickelt.

Kapitel 3: Begleiterkrankungen der Hashimotothyreoiditis

Susis Geschichte zeigt, dass die Diagnose Hashimotothyreoiditis allein zwar gut behandelbar ist und nicht bedeutet, dass der Patient in akuter Gefahr schwebt oder sein Leben nicht mehr genießen kann. Der Alltag ist aber trotzdem anders als bei einem gesunden Menschen - zumindest in mancher Hinsicht.

Mit der Hashimotothyreoiditis gehen einige mögliche Begleiterkrankungen einher oder es hat sich gezeigt, dass bestimmte Erkrankungen mit der Zeit die Hashimotothyreoiditis zum Ausbruch bringen können. Es muss nicht bei jedem Betroffenen überhaupt zu einer dieser Erkrankungen kommen. Andere wiederum leiden unter mehreren und wollen trotzdem so viel Lebensqualität wie möglich genießen.

Hashimotothyreoiditis bedeutet auch Veränderung im Leben. Selbst dann, wenn die Hormonersatztherapie gut anschlägt, die Einstellung und Dosierung stimmig sind und es dem Betroffenen nach und nach wieder besser geht, gibt es Veränderung im Alltag. Beispielsweise wird es immer so sein, dass die Ernährung schwerfällt. Es kann nicht alles in großen Mengen gegessen werden, vieles täte der Hashimotothyreoiditis nicht gut. Das sollten Betroffene wissen, damit sie möglichst dazu in der Lage sind, ihr Wohlbefinden selbst zu steuern. Das gibt ihnen trotz Krankheit Kontrolle über ihr Leben und sorgt natürlich auch dafür, dass sie Normalität erleben können, nachdem sie ihre tägliche Tablette eingenommen haben.

Kapitel 3.1: Polyzystisches Ovarialsyndrom

Von der Hashimotothyreoiditis sind Frauen nicht nur häufiger betroffen als Männer, sie können auch eine geschlechtsspezifische begleitende Erkrankung mitbringen. Das polyzystische Ovarialsyndrom (kurz: PCO-Syndrom) ist eine Erkrankung, die die Eierstöcke der Frau betrifft und während der Pubertät das erste Mal symptomatisch werden könnte. Mit der Hashimotothyreoiditis hängt sie auf eine noch nicht ganz geklärte Art zusammen. Frauen mit PCO-Syndrom erkranken nicht selten später an Hashimotothyreoiditis oder beide Erkrankungen werden gemeinsam festgestellt, sodass nicht ganz klar ist, welche zuerst da war.

Das PCO-Syndrom wird erstmals in der Pubertät auffällig. Wenn das Mädchen schon jetzt unter einer Unterfunktion der Schilddrüse leidet und dieses dazu führt, dass sie übergewichtig ist, ist die Wahrscheinlichkeit höher, dass sie das PCO-Syndrom entwickelt. Es gibt zwar auch normalgewichtige Frauen mit dem Krankheitsbild, häufig tritt es aber gerade bei übergewichtigen und adipösen Frauen auf. Die Menstruationsblutung kann bei manchen Mädchen sehr lange gar nicht einsetzen oder vergleichsweise spät das erste Mal kommen. Bei anderen Betroffenen tritt die Menarche in einem normalen Alter ein, der Zyklus ist jedoch unregelmäßig und normalisiert sich auch nicht. Bei gesunden Mädchen ist der Zyklus anfangs zwar auch nicht regelmäßig, er pendelt sich mit der Zeit aber ein. Betroffene Mädchen können eher androgyne Eigenschaften aufweisen, also eine starke Körperbehaarung, die eher für Männer typisch wäre, fettige Haut und Haare bis hin zur Akne sowie bei normalgewichtigen Mädchen eine geringe Ausprägung der Taille und Brüste.

Solange die betroffenen Mädchen in der Pubertät sind, brauchen sie zur Behandlung lediglich die antiandrogene Anti-Baby-Pille. Das hört sich kompliziert an, bedeutet aber nur, dass sie die Anti-Baby-Pille nicht hauptsächlich zur Verhütung einnehmen, sondern um weibliche Merkmale auszubilden und die männlichen Körpermerkmale zu unterdrücken. Sie können zusätzlich ein antiandrogenes Medikament bekommen, um die Wirkung zu unterstützen. Das PCO-Syndrom wird erst dann wieder problematisch, wenn die Frau versuchen will, Kinder zu bekommen. Es gibt eine Reihe von Medikamenten und Wirkstoffen, die es der Patientin ermöglichen können, trotzdem schwanger zu werden, ohne gleich auf eine künstliche Befruchtung zu setzen. Was im Einzelfall Sinn macht, kann der behandelnde Gynäkologe am besten beantworten.

Die Symptome des PCO-Syndroms überschneiden sich teilweise mit denen der Hashimotothyreoiditis, sodass es gar nicht so leicht zu erkennen sein kann, welche Erkrankung gerade Beschwerden verursacht. Zyklusstörungen und unregelmäßige Blutungen beispielsweise sind auch typisch für Hashimotopatientinnen. Zudem können beide Erkrankungen ein Diabetes auslösen und zu psychischen und sozialen Problemen führen.

Kapitel 3.2: Morbus Addison

Hashimotothyreoiditis ist keine tödliche Erkrankung. Selbst, wenn sie unbehandelt bliebe, könnte der Betroffene damit alt werden, würde aber natürlich unter den Symptomen leiden und die Lebensqualität wäre beeinträchtigt. Anders ist das bei der häufigen Begleiterkrankung Morbus Addison. Hierbei produziert die Nebennierenrinde nicht genug Hormone. Es gibt mehrere mögliche Verlaufsformen und Ursachen, eine davon ist die autoimmune Form. Da auch die Hashimotothyreoiditis eine autoimmune Störung darstellt, geht gerade diese Form so gerne mit der entzündlichen Erkrankung der Schilddrüse einher. Wird Morbus Addison nicht behandelt, kann die Erkrankung tödlich enden.

Auch bei der Insuffizienz der Nebennierenrinde sind manche Symptome denen von Hashimotothyreoiditis ähnlich. Patienten leiden unter Übelkeit, Verdauungsstörungen, Erbrechen und Durchfall, Gewichtsverlust, niedrigem Blutdruck und einem allgemeinen, anhaltenden Schwächegefühl. Es kann, muss aber nicht zu einer Pigmentierung der Haut und der Schleimhäute kommen. Auch Schwindel und Ohnmacht können Symptome der Erkrankung sein.

Morbus Addison wird ähnlich, wie die Hashimotothyreoiditis mit der Ergänzung der fehlenden Hormone behandelt. Vor großen körperlichen Belastungen wie einer OP muss die Dosis dabei oft erhöht werden, damit der Patient die Belastung gut verkraften kann.

Kapitel 3.3: Diabetes mellitus

Hashimotothyreoiditis führt in der Phase der Schilddrüsenunterfunktion schnell zu Übergewicht. Es wird also gerne vermutet, dass das der Auslöser des Diabetes ist, der sich im Laufe des Lebens bei Hashimotopatienten zeigen kann. Das stimmt jedoch nicht, denn es handelt sich nicht um die erworbene, sondern die autoimmune Form von Diabetes. Sie ist auch als Diabetes Typ 1 bekannt.

Bei dieser Form des Diabetes zerstören die körpereigenen Zellen des Immunsystems die gesunden Zellen, die Insulin produzieren sollten. Sie werden fälschlicherweise als Eindringlinge bezeichnet – ähnlich, wie bei der Hashimotothyreoiditis. Unbehandelt würde es durch den Insulinmangel schnell zu einer lebensbedrohlichen Situation kommen. Bei entsprechender Behandlung des Diabetes kann der Betroffene allerdings beinahe symptomfrei oder mit nur geringen Einschränkungen im Alltag leben.

Hashimotopatienten sollten über die Anzeichen eines Diabetes Bescheid wissen, denn es kann durchaus sein, dass dieser erst im Laufe des Lebens ausbricht. Wie bei vielen Autoimmunerkrankungen kommen für einen Ausbruch mehrere Faktoren zusammen - es kann also auch sein, dass ein Mensch zwar die genetische Veranlagung in sich trägt, aber nie krank wird. Schneller Gewichtsverlust, ein ständiges starkes Durstgefühl, häufiges Wasserlassen, Übelkeit und Erbrechen sowie Muskelkrämpfe vor allem in den Waden sind häufige Anzeichen eines Diabetes. Es kann auch sein, dass Müdigkeit, ein allgemeines Schwächegefühl, Sehstörungen und häufige leichte bis starke Kopfschmerzen zum Krankheitsbild dazukommen. Da Diabetes schnell gefährlich werden kann und sogar lebensbedrohliche Zustände auslösen kann, sollten Hashimotopatienten bei Auftreten solcher Symptome schnellstmöglich einen Arzt aufsuchen und ihren Verdacht ansprechen.

Kapitel 3.4: Zöliakie

Die Zöliakie oder Glutenunverträglichkeit ist mittlerweile keine unbekannte Erkrankung mehr. Immer mehr Menschen verzichten freiwillig auf Gluten und glauben sogar, dass sie sich durch diesen Verzicht körperlich und geistig besser fühlen, auch wenn sie medizinisch betrachtet nicht an einer Unverträglichkeit leiden. Tatsächlich ist es fraglich, ob der Mensch Gluten wirklich braucht oder es in seiner Ernährung überhaupt enthalten sein sollt. Hashimotopatienten leiden jedoch häufiger an Zöliakie als Menschen, denen ansonsten gesundheitlich nichts fehlt.

Die Glutenunverträglichkeit äußert sich durch mehr oder weniger starke Abwehrreaktionen des Körpers nach dem Verzehr glutenhaltiger Lebensmittel. Das beinhaltet fast alles, wofür Getreide verwendet wird. Es kann zu starken Bauchschmerzen, Blähungen und Übelkeit mit häufigem Erbrechen und übel riechendem, fettigem Durchfall kommen. Selbst dann, wenn kein oder nur wenig Gluten konsumiert wird, fühlen sich Betroffene allgemein schwach, müde und leiden unter Nervosität und Reizbarkeit. Diese Symptome gehen fließend in die typischen Beschwerden der Hashimotothyreoiditis über.

Die Zöliakie zwingt den Betroffenen dazu, sich glutenfrei zu ernähren. Das ist leichter gesagt als getan, da in vielen Lebensmitteln Getreide und somit Gluten enthalten ist. Betroffenen kommt es zugute, dass selbst gesunde Menschen Gluten inzwischen ablehnen, denn dadurch gibt es für sie heute weit mehr glutenfreie Auswahl als früher. Sie müssen sich in der Ernährung nicht mehr wesentlich einschränken, sondern nur aufmerksam lesen, was sie kaufen. Auf allen Lebensmitteln muss vermerkt sein, wenn sie Gluten enthalten. Auch in Restaurants kann man inzwischen nachfragen und bekommt fachkundige Antworten, wenn man kein Gluten essen kann oder will. Da Hashimotopatienten oft zwangsläufig auf die Ernährung achten müssen, lehnen viele Gluten auch aus gesundheitlichen Überlegungen ohnehin ab.

Zöliakie geht nicht nur mit der Hashimotothyreoiditis häufig einher, auch Fälle von Diabetes Typ 1 treten gehäuft unter Zöliakiepatienten auf.

Kapitel 3.5: Vitiligo

Vitiligo ist eine unter hellhäutigen Menschen eher unbekannte Erkrankung. Hierbei kommt es zu sichtbaren hellen Flecken auf der Haut, an diesen Stellen wurde der Hautfarbstoff Melanin zerstört. Es handelt sich erneut um eine Erkrankung aus dem autoimmunen Kreis. Die gesunden Melanozyten in der Haut werden dabei nicht mehr als körpereigene und damit harmlose Zellen erkannt, sondern stattdessen als Eindringlinge missinterpretiert und damit von den eigenen Immunzellen angegriffen.

Vitiligo ist als Autoimmunerkrankung nicht heilbar, obwohl es Verfahren gibt, die das Hautbild wieder normalisieren können. Das wird aber nur dann gemacht, wenn der Patient erheblich unter den Folgen leidet, denn Heilung bringen solche Verfahren nicht. Meist werden sie durch einen Psychologen angeordnet. Vitiligo stellt aufgrund der optischen Veränderung der Haut und der damit einhergehenden psychischen Belastung eine Behinderung dar und wird mit einem Grad von 10 bis 20 bemessen.

Kapitel 3.6: Hypoparathyreoidismus

Die Schilddrüse besitzt sogenannte Nebenschilddrüsen. Diese schütten das sogenannte Parathormon aus, welches den Kalziumgehalt des Körpers reguliert - zusammen mit anderen Hormonen des Körpers. Bei Hashimotothyreoiditis ist es also nicht weiter verwunderlich, dass auch die Nebenschilddrüse betroffen sein kann. Der Mediziner spricht von Hypoparathyreoidismus.

Hierbei entwickelt sich über einen meist längeren Zeitraum ein Kalziummangel. Dieser kann selbst durch gesunde Ernährung nicht mehr vollständig ausgeglichen werden. Dafür ist die orale Gabe von Kalzium erforderlich, damit wird mit der Zeit der Kalziumspiegel wieder normalisiert.

Die häufigste Ursache von funktionellen Störungen der Nebenschilddrüsen sind operative Eingriffe, bei denen sie verletzt oder versehentlich mit entfernt wurden. Gefolgt wird diese Ursache von autoimmunen Erkrankungen, etwa der Hashimotothyreoiditis. Während es nach einer OP möglich ist, die Nebenschilddrüsen wieder einzusetzen, geht das bei autoimmunen Ursachen natürlich nicht. In diesen Fällen sind die Schäden dauerhafter Natur und lassen sich nicht wieder heilen. Dennoch kann der betroffene Patient bei ausreichender Supplementierung mit Kalzium nahezu symptomfrei leben und muss zusätzlich zu den Hormonen für die Hashimotothyreoiditis lediglich noch Kalziumtabletten einnehmen.

Kapitel 3.7: Wie krank macht Hashimotothyreoiditis wirklich?

Morbus Addison, PCO-Syndrom, Diabetes ... das sind einige ernste Erkrankungen, die in Verbindung mit Hashimotothyreoiditis gehäuft auftreten. Die Symptome, die sie mit sich bringen, sind weder angenehm noch harmlos. Hashimotothyreoiditis lässt sich bei guter Einstellung der Medikamente gut ertragen, doch was passiert, wenn auch nur eine dieser Erkrankungen hinzukommt?

Zunächst muss eine Hashimotothyreoiditis nicht bedeuten, dass überhaupt weitere Erkrankungen entstehen. Alle autoimmunen Erkrankungen gehen mit einer genetischen Veranlagung einher, müssen aber nicht zwangsläufig ausbrechen. Oft gibt es erst noch weitere auslösende Faktoren, die vielleicht gar nicht zustande kommen. Der Patient kann also nur die Hashimotothyreoiditis zu bekämpfen haben und ansonsten vollkommen gesund bleiben.

Selbst, wenn eine weitere Erkrankung ausbrechen sollte, wird sie bei Hashimotopatienten durch die regelmäßig stattfindenden Kontrolluntersuchungen oft zeitnah erkannt. Dadurch kann die Behandlung schneller einsetzen, bevor sich unangenehme Symptome überhaupt ausprägen können. Der Arzt hört aufmerksam zu, wenn er seinen Patienten bei Kontrolluntersuchungen nach dem allgemeinen Wohlbefinden fragt. Ärzte kennen die typischen Begleiterkrankungen der Hashimotothyreoiditis und sind sich dessen natürlich auch bewusst, dass sie gerade bei ihren Patienten gehäuft auftreten können. Da es sich bei vielen Begleiterkrankungen um Krankheitsbilder handelt, die den Stoffwechsel betreffen, kann der Hashimotopatient zur Behandlung sogar bei seinem bisherigen Endokrinologen bleiben. Dadurch kennt der Arzt die Krankengeschichte genau und kann die Behandlung viel effizienter ansetzen.

Es muss zwar nicht, doch es kann bei Hashimotothyreoiditis zu Begleiterkrankungen kommen. Das lässt sich leider nicht vermeiden. Hashimotopatienten können ihren Beitrag aber dennoch leisten, indem sie sich über Symptome informieren und achtsam auf ihren Körper hören. Er wird ihnen deutlich signalisieren, wenn etwas nicht in Ordnung ist. Wer rechtzeitig den Arzt aufsucht, kann Schlimmeres verhindern und dafür sorgen, dass sich auch die Symptome einer weiteren Erkrankung bald wieder bessern. Wichtig ist, im Fall der Fälle nicht zu lange zu warten und sich lieber rechtzeitig helfen zu lassen.

Kapitel 4: Ernährung bei Hashimoto

„Du bist, was du isst" - das stimmt. Im wahrsten Sinne des Wortes sogar. Denn unsere Körperzellen haben alle nur eine bestimmte Lebensdauer, die von wenigen Tagen bis hin zu vielen Jahren reichen kann. Sie alle aber sterben irgendwann ab und müssen dann erneuert werden. Woher kommt wohl die Substanz, die der Körper für neue Zellen verwendet. Aus der Nahrung!

Viele Erkrankungen lassen sich durch die Art der Ernährung maßgeblich beeinflussen. Gesunde Nahrung wirkt sich auf beinahe jeden Krankheitsverlauf günstig aus, während ungesunde Lebensmittel uns sogar krankmachen können. Da Hashimotothyreoiditis den Stoffwechsel beeinflusst und betrifft, ist es nur naheliegend, dass Patienten eine Besserung ihrer Symptome hervorrufen können, wenn sie sich gesund ernähren. Vor allem in den Fällen, in denen der Patient medikamentös zwar richtig eingestellt ist, aber dennoch unter Schüben mit spürbarer Symptomatik leidet, macht es Sinn, an der Ernährung anzusetzen. Das kann die Symptome in ihrer Intensität deutlich positiv beeinflussen.

Doch was bedeutet überhaupt gesunde Ernährung und was ist ungesund? Gibt es Unterschiede in der Ernährung bei Hashimotopatienten? Wie kann die Ernährung das Problem Übergewicht und den häufig vorkommenden Heißhunger beeinflussen? Und was passiert, wenn Nahrungsmittelunverträglichkeiten bekannt sind und ohnehin auf die Ernährung geachtet werden muss?

Kapitel 4.1: Warum ist gesunde Ernährung so wichtig?

Gesunde Ernährung ist das A und O für körperliches Wohlbefinden. Es macht dabei keinen Unterschied, ob es um einen Fall von Hashimotothyreoiditis oder einen vollkommen gesunden Menschen geht. Wer sich nährstoffarm ernährt, führt den Körper damit über kurze oder lange Sicht in einen gefährlichen Nährstoffmangel. Außerdem führt er dem Körper oft Stoffe zu, die er gar nicht braucht - oder zumindest nicht in diesen großen Mengen. Die Folgen sind bekannt. Es kommt zu Übergewicht, man fühlt sich einfach nicht gut, ist müde und kraftlos, Haut und Haare sehen ungesund und fettig aus und so richtig satt macht das alles nicht. Bei gesunder Ernährung hingegen kommt es seltener zu Gewichtsproblemen, Haut und Haare wirken gesund und der Mensch hat mehr Energie für seine alltäglichen Aufgaben. Es kommt seltener zu Erkrankungen, denn der Körper bekommt alles, was er braucht - oder leidet, wenn, dann nur unter sehr geringfügigen Mängeln, die schnell wieder ausgeglichen sind.

Gesunde Ernährung ist umso wichtiger, wenn eine Erkrankung besteht. Denn dann braucht der Körper alles an Ressourcen, die er hat, um von dieser Erkrankung abgesehen, gesund zu bleiben. Viele Erkrankungen bessern sich auch allein durch den Einfluss der Ernährung, auch wenn sie natürlich kein Allheilmittel ist. Sie kann bei Hashimotothyreoiditis beispielsweise nicht die Hormontherapie ersetzen, diese ist für die Linderung der Symptome zwingend notwendig. Allerdings kann sie die Besserung der Symptome unterstützen und dafür sorgen, dass sich Hashimotopatienten insgesamt wieder wohler und symptomfreier fühlen.

Da Hashimotothyreoiditis so oft mit anderen Erkrankungen des Stoffwechsels auftritt, ist manchmal eine gesunde Ernährung sogar erforderlich, um begleitende Erkrankungen zu regulieren. Diabetespatienten etwa dürfen keine stark gesüßten Lebensmittel essen, und das ist auch für die Hashimotothyreoiditis gut. Denn Hashimotopatienten haben immer wieder mit Gewichtsproblemen zu kämpfen und würden sich wünschen, dass der häufige Heißhunger aufhört, sodass sie endlich ein normales Gewicht erreichen können. Der Verzicht auf Süßes ist ein guter erster Schritt in diese Richtung, selbst wenn es keinen Diabetes gibt, der das erforderlich macht. Auch die Art der Ernährung bei Zöliakie ist nicht schlecht, denn ob der Mensch Gluten überhaupt braucht, ist höchst fraglich. Das alles kann dazu beitragen, dass das Gewicht eines Hashimotopatienten nicht mehr unkontrolliert zunimmt und er trotzdem nicht ständig unter Heißhungerattacken leiden muss.

Hinzu kommt, dass bei Hashimotothyreoiditis viele Nahrungsmittelunverträglichkeiten auftreten können. Bricht die Erkrankung erst im Laufe des Lebens aus, stellen viele Betroffene fest, dass sie etwa Milch oder Nachtschattengewächse wie Tomaten und Kartoffeln nicht mehr vertragen. Das ist keine Einbildung, das kann Realität sein. Denn Hashimotothyreoiditis greift die körpereigenen Zellen an und das Immunsystem funktioniert nicht mehr, wie es soll - da ist es nur verständlich, dass es zu Unverträglichkeiten kommen kann. Besonders dann, wenn der Mensch das betreffende Lebensmittel ohnehin nicht allzu häufig essen sollte.

Kapitel 4.2: Übergewicht und Heißhunger

Anfangs sind Hashimotopatienten eher zu dünn, da die Überfunktion der Schilddrüse den Körper wie auf Hochtouren funktionieren lässt. Das hält aber nicht ewig an, irgendwann setzt die Phase der Unterfunktion ein und diese geht mit sehr schneller Gewichtszunahme einher. Ungesund ist beides, doch Betroffene leiden unter dem Übergewicht mehr als unter dem Zustand, alles essen zu können, ohne dass die Waage davon etwas bemerkt. Das Übergewicht und der häufige Heißhunger werden im Laufe des Lebens der Zustand, mit dem Hashimotopatienten am längsten leben müssen - dadurch ist Übergewicht auch ein so häufiges und weitverbreitetes Phänomen unter betroffenen Patienten.

Gesunde Ernährung ist der Schlüssel dazu, ein normales Gewicht zu erreichen und die möglichen Heißhungerattacken in den Griff zu bekommen. Da die Schilddrüsenhormone immer wieder schwanken können, kann es auch bei guter medikamentöser Einstellung immer wieder zu Heißhunger kommen. Nicht nur das sorgt für Übergewicht, sondern auch andere Faktoren der Erkrankung. Gesunde Ernährung wirkt dem entgegen. Zunächst wird der Körper auf diese Weise mit allem versorgt, was er an Nährstoffen braucht. Ist das der Fall, dann hat er weniger Veranlassung für Heißhunger. Denn dieser entsteht oft unter anderem aus einem Mangel an bestimmten Nährstoffen heraus. Der Körper signalisiert uns damit, dass es ihm an etwas fehlt. Rückschlüsse auf den fehlenden Stoff lassen sich daraus ziehen, worauf sich der Heißhunger bezieht, zumindest in manchen Fällen. Eine stimmige Ernährung lässt die Heißhungerattacken somit seltener werden und das verringert wiederum den Anteil an ungesunden Dickmachern, den der Patient während eines Heißhungerschubs isst.

Gesunde Ernährung alleine wirkt nicht von heute auf morgen. Übergewicht entwickelt sich normalerweise über Jahre, auch wenn das bei Hashimotothyreoiditis schneller gehen kann. Es braucht also auch einige Zeit, um sich wieder zurückzubilden. Schneller Gewichtsverlust wäre ohnehin nicht gesund für den Körper und würde auch nicht dazu führen, dass man sich danach noch gerne im Spiegel sieht. Langfristige, aber kontrollierte Gewichtsreduktion durch eine gesunde Lebensweise trägt dazu bei, dass der Körper sich nach und nach auf das reduzierte Gewicht einstellen kann. Es kommt also nicht zu hängenden Hautlappen, die ebenfalls nicht gut aussehen und typisch für Fälle sind, in denen sehr schnell sehr viel Gewicht verloren wurde.

Kapitel 4.3: Hashimoto und Zöliakie

Manche Begleiterkrankungen der Hashimotothyreoiditis zwingen den Betroffenen dazu, seine Ernährung umzustellen. Eine davon ist die Zöliakie, denn damit steht der Verzehr von Gluten außer Frage. Inzwischen lehnen selbst viele gesunde Menschen Gluten aus gesundheitlichen Erwägungen heraus ab. Sie fühlen sich danach subjektiv wohler. Bei echter Zöliakie geht es nicht nur ums Wohlbefinden, sondern vor allem darum, dass der Betroffene beschwerdefrei bleibt und dem Körper durch (unwillkürlich aufgenommenes) Gluten nicht schadet.

Es gibt leichte und schwere Formen der Zöliakie, wie bei fast jeder Unverträglichkeit oder Nahrungsmittelallergie. Bei leichten Formen halten sich die Beschwerden in Grenzen, wenn Gluten aufgenommen wird, sind aber meist trotzdem schon unangenehm und belastend. Bei schweren Fällen muss Gluten aufgrund der Intensität der Auswirkungen unbedingt gemieden werden.

Die Vermeidung von Gluten ist leichter gesagt als getan. Heutzutage ist es allerdings einfacher geworden, denn durch die allgemeine Infragestellung von Gluten in der Gesellschaft gibt es immer mehr Ersatzprodukte und es ist leichter geworden, an Getreidealternativen heranzukommen. Quinoa und Co, die kein Gluten enthalten, sind mittlerweile selbst im gewöhnlichen Supermarkt zu bekommen und sind nur noch etwas teurer als glutenhaltige Produkte, wie Reis oder weizenhaltige Lebensmittel. Dennoch stecken in vielen Lebensmittel glutenhaltige Bestandteile, allen voran natürlich Weizen. Nudeln, Brot, Snacks, Süßigkeiten, sogar Getränke können es enthalten - und auch, wenn auf jedem Lebensmittel vermerkt sein muss, wenn Allergene wie Gluten enthalten sind, ist es beim Einkauf anstrengend, bei nahezu jeder Verpackung darauf achten zu müssen. Mit der Zeit lernen Betroffene aber, welche Produkte Gluten enthalten könnten, und entwickeln ein gutes Gespür dafür.

Tatsächlich erfordert Zöliakie eine Ernährungsumstellung, die gar nicht so ungesund ist. Denn wer auf Gluten verzichtet, lässt zwangsläufig Lebensmittel im Regal stehen, die noch andere ungesunde Bestandteile enthalten, wenig Nährstoffe liefern oder dick, aber nicht satt machen. Übrig bleiben Obst und Gemüse, proteinhaltiges und unverarbeitetes Fleisch sowie Alternativen wie Pseudogetreide, welches nicht selten als Superfood gilt. Wer darüber hinaus darauf achtet, Mahlzeiten selber zuzubereiten, hochwertige Lebensmittel zu verarbeiten und ein gesundes Verhältnis aus fettarmem Protein, Kohlenhydraten und natürlichen Fetten einzuhalten, ernährt sich bereits mehr als ausreichend gesund.

Kapitel 4.4: Hashimoto und Diabetes

Diabetiker dürfen keine zuckerhaltigen Speisen essen, das weiß jedes Kind. Denn der Zuckerstoffwechsel ist gestört und sie dürfen nicht riskieren, dass der Blutzucker zu stark ansteigt. Auch dann, wenn sie ausreichend Insulin spritzen, sollten Diabetiker vermeiden, Zucker zu sich zu nehmen - doch der steckt in nahezu allen fertigen Lebensmitteln und Convenience-Food. Somit zwingt auch ein Diabetes, die bei Hashimotothyreoiditis möglicherweise im Laufe des Lebens auftritt, zu einer Ernährungsumstellung.

Diabetiker sind gut beraten, sich an einen Diätassistenten zu wenden. Das wird ihnen meist schon unmittelbar nach der Diagnose durch den Arzt empfohlen, denn selbst wenn sie gewissenhaft Insulin spritzen, reicht das alleine nicht, um die Symptomatik zu lindern. Zudem müssen Diabetiker lernen, in welchen Lebensmitteln tatsächlich gefährliche Mengen Zucker stecken, und wie sich stattdessen gesund ernähren können. Das ist keine einfache Herausforderung, doch man kann es lernen. Auf fachkundige Hilfe sollte man dabei aber keinesfalls verzichten.

Kapitel 4.5: Unverträglichkeiten - werden es immer mehr?

Viele Hashimotopatienten haben den Eindruck, dass es nach der Diagnosestellung immer schwieriger wird, überhaupt noch mit Freude zu essen. Früher haben sie vieles vertragen, doch das scheint sich nach der Diagnose immer mehr zu verändern. Selbst, wenn bislang außer einer Hashimotothyreoiditis keine weiteren Erkrankungen diagnostiziert wurden, werden manche Lebensmittel nicht mehr vertragen. Es kann sich dabei um sehr leichte, aber auch um schwere Symptome handeln, die für den Betroffenen extrem unangenehm sind.

Das ist keine Einbildung, sondern Fakt. Hashimotothyreoiditis greift das Immunsystem an und somit ist es nicht unwahrscheinlich, dass es zu weiteren Unverträglichkeiten kommt. Typischerweise reagiert der Körper auf Lebensmittel oder Bestandteile davon, die er ohnehin nicht gut verträgt. Das ist beispielsweise Lactose, Gluten oder Fructose. Die Symptomatik kann sich von leichten bis hin zu schweren Formen unterschiedlich stark ausprägen, doch in jedem Fall sollten Hashimotopatienten sehr genau darauf achten, wie sie sich nach dem Verzehr bestimmter Lebensmittel fühlen. Eine Unverträglichkeit muss nicht immer durch Durchfall, Erbrechen und Bauchkrämpfe auf sich aufmerksam machen - schon leichtes Unwohlsein kann belastend genug sein.

Bei Hashimotothyreoiditis muss es noch nicht einmal zu echten Unverträglichkeiten kommen. Viele Betroffene merken, dass sie sich mit der Zeit immer besser fühlen, je mehr sie auf Lebensmittel verzichten, die ihnen potenziell nicht guttun. Denn, dass so viele Menschen empfindlich auf sie reagieren, hat einen Grund - manche sind für den menschlichen Verzehr gar nicht oder nur in geringeren Mengen gedacht. Wir aber essen davon viel zu viel. Das muss nicht gleich zu

Symptomen einer Unverträglichkeit führen, kann aber die Symptome der Hashimotothyreoiditis stärker in Erscheinung treten lassen, selbst wenn der Patient medikamentös richtig eingestellt ist und die Hormonspiegel wieder stimmen. Wenn dann aber die Ernährung umgestellt wird und sich somit weniger schädliche Stoffe im Organismus befinden, können sich die Beschwerden des Betroffenen wieder bessern. Die Ernährung ist deswegen ein guter Ansatzpunkt für Hashimotopatienten, denen Medikamente alleine noch nicht geholfen haben, sich besser zu fühlen.

Kapitel 4.6: Vorsicht mit Jod

Jod ist ein Spurenelement, an dem es in vielen Teilen der Erde mangelt. Das liegt daran, dass Jod in Böden und Süßwasser eher spärlich vorkommt und somit nicht auf tierische Erzeugnisse oder auf pflanzliche Nahrung übergehen kann. Im Meeresboden hingegen steckt weit mehr Jod, welches ins Meerwasser entlassen wird und sich somit in größeren Mengen in Meerestieren befindet. Die sogenannten Jodmangelgebiete der Welt sind somit Gebiete, in denen typischerweise selten Meeresfisch gegessen wird. Dadurch kommt es schnell zum Jodmangel in der Bevölkerung - wenn dem nicht entgegengewirkt wird.

Hierzulande werden Lebensmittel teilweise jodiert, indem beispielsweise Hühner oder Kühe Jod ins Futter beigemischt bekommen. Somit geht das Spurenelement beispielsweise in Hühnereier oder ins Steak über und kann vom Menschen aufgenommen werden. Der Jodmangel wird behoben, ohne dass Tabletten eingenommen werden müssen.

Ein Erwachsener hat einen Jodbedarf von 180 – 200 µg pro Tag. Bei Kindern und Jugendlichen sind es je nach Alter und Größe zwischen 40 - 200 µg täglich. Schwangere und stillende Frauen brauchen etwas mehr, denn für sie gilt in puncto Jod wirklich, dass sie für zwei essen müssen. Tatsächlich nehmen die meisten Menschen weniger auf, aber dennoch gerade so viel, dass es nicht zum Jodkropf an der Schilddrüse kommt. Da Jodmangel gerade in der Kindheit schwere Folgen bis hin zur Retardierung haben kann, sind wir geneigt, Jod als Nahrungsergänzungsmittel einzunehmen.

Patienten mit Hashimotothyreoiditis sollten aber gerade das nicht tun.

Jod steht im Verdacht, Hashimotothyreoiditis auslösen zu können - dieser Verdacht gilt inzwischen als relativ gesichert. Das Spurenelement kommt beispielsweise in Kontrastmitteln vor, die für bildgebende Verfahren eingesetzt werden. Kommt ein Mensch aufgrund einer Erkrankung, die diese Verfahren notwendig macht, damit wiederkehrend in Berührung, kann das als Auslöser einer Hashimotothyreoiditis schon ausreichen. Genauso kann ein Jodmangel über längere Zeit ausreichen, um Hashimotothyreoiditis zum Ausbruch zu bringen.

Die Einnahme von zusätzlichem Jod ist bei Hashimotothyreoiditis kontraindiziert. Jod würde die Bildung der Immunzellen fördern, die die Schilddrüse angreifen. Somit kann die Symptomatik der Hashimotothyreoiditis sich noch weiter verschlimmern, denn der ohnehin schon begonnene entzündliche Prozess wird noch schneller ermöglicht - es stehen mehr Immunzellen zur Verfügung, die nicht verstehen, dass die Schilddrüsenzellen zum Körper gehören und vollkommen gesund sind.

Für Hashimotothyreoiditis bedeutet das nicht nur, dass sie auf jodhaltige Nahrungsergänzung verzichten sollten. Gefährlich sind eher die Lebensmittel, die jodiert sein könnten. Das beginnt beim Speisesalz. Statt des haushaltsüblichen jodierten Salzes sollte auf eine jodfreie Variante zurückgegriffen werden. Die Jodmengen sind zwar noch nicht gefährlich, doch für einen Hashimotopatienten sind sie unnötig und können reichen, um das Krankheitsbild langfristig zu verschlimmern. Vorsicht ist auch bei Seefisch und Meeresfrüchten sowie jodierten Lebensmitteln wie Milch, Fleisch und Eiern geboten.

Ein völliger Verzicht auf Jod ist bei Hashimotothyreoiditis nicht notwendig. Ein Abend im Sushi-Restaurant endet nicht gleich mit der Verschlimmerung der Symptomatik. Entscheidend ist eher die regelmäßige Zufuhr von Jod durch Lebensmittel. Die Hersteller der Lebensmittel meinen es nur gut, doch für Hashimotopatienten bedeutet es, dass sie beim Einkauf einen weiteren Faktor berücksichtigen müssen. Die Tücke liegt aber darin, dass Jod als Zusatzstoff nur dann angegeben werden muss, wenn es sich um jodiertes Speisesalz handelt.

Wurde dem Futter der Tiere Jod beigemengt, deren Erzeugnisse jetzt in dem Lebensmittel stecken, muss das auf der Verpackung eines Lebensmittels nicht explizit angeführt werden. Dadurch werden Kunden dazu verleitet, das Produkt für unbedenklich zu halten.

Für Hashimotopatienten empfiehlt es sich daher, Fleisch, Eier und andere tierische Erzeugnisse sowie möglicherweise jodierte Produkte dort zu kaufen, wo sie nachfragen können, was damit gemacht wurde. So können sie im Alltag vermeiden, unbewusst große Mengen Jod zu sich zu nehmen.

Kapitel 4.7: Gesundes Normalgewicht trotz Hashimoto

Eine Ernährungsweise, die der Hashimotothyreoiditis guttut, kann dazu beitragen, dass sich der Betroffene langfristig besser fühlt. Symptome können abklingen und die Erkrankung kann in ihrem Verlauf insgesamt begünstigt werden. Allerdings steht dieser Aspekt für viele Hashimotopatienten nicht so sehr im Vordergrund wie der dauernde Kampf mit dem Gewicht.

Solange die Schilddrüse noch übermäßig aktiv war, hatten sie Glück. Sie konnten essen, was sie wollten, und behielten ihr normales Gewicht. Einige waren sogar regelrecht schlank und mussten trotzdem auf nichts verzichten. Solange der Stoffwechsel auf Hochtouren läuft, ist das tatsächlich kein Problem. Der später eintretende und eher dauerhafte Zustand ist jedoch die Unterfunktion der Schilddrüse. Dieser geht einher mit einer Unterfunktion des Stoffwechsels, der jetzt nicht mehr so schnell ist. Bevor eine Diagnose getroffen und eine Behandlung eingeleitet werden kann, haben Patienten meistens schon so viel zugenommen, dass sie sich in ihrem Körper selbst nicht mehr wohlfühlen. Dies sind die Fälle von Übergewicht, in denen der Betroffene tatsächlich gar nichts dafürkann.

Die Ernährung kann allerdings wirksam dazu beitragen, trotz Hashimoto wieder ein gesundes, normales Gewicht zu erreichen. Denn wenn erst einmal die Hormontherapie begonnen hat und der gesundheitliche Aspekt in Ordnung gebracht wurde, soll sich der Betroffene auch wieder selbst wohlfühlen können.

Wichtig zu verstehen ist, dass gesunde Ernährung langfristig wirkt. Sie wird also nicht dafür sorgen, dass morgen wieder alles so ist wie vor der Diagnose Hashimotothyreoiditis. Vielmehr schafft sie eine gesunde Grundlage, auf der der Körper zwar alles bekommt, was er braucht, aber nicht zu viel, sodass er nicht wieder ins Übergewicht abrutschen kann. Weiterhin bessert gesunde Ernährung auch die Heißhungerattacken, die viele Hashimotopatienten trotz guter medikamentöser Einstellung kennen. Sie führen dazu, dass wahllos alles gegessen wird - oder auch selektiv das, was dick macht.

Ohne eine vernünftige Nährstoffbasis geht es hingegen nicht. Der Körper lebt immer noch in der Steinzeit, in der es durchaus noch extreme Mangelzeiten gab. Wenn er also nicht diejenigen Nährstoffe bekommt, die wirklich lebenswichtig für ihn sind, dann klammert er sich an alle Ressourcen, die er hat. Fettzellen kann er notfalls schnell auflösen und so zumindest für kurze Zeit an Nahrung kommen, um zu überleben. Er lässt sie deswegen erst recht nicht los, wenn er an einem Nährstoffmangel leidet, denn er denkt, dass jetzt karge Zeiten ausgebrochen sind. Karge Zeiten sind es für den Körper aber auch dann, wenn er hauptsächlich Ungesundes bekommt. Denn daraus kann er seinen Nährstoffbedarf auch nicht decken. Abnehmen und das gesunde Normalgewicht halten geht also nur dann, wenn der Körper hat, was er wirklich braucht - in der Steinzeit hätte das bedeutet, dass keine Lebensgefahr durch Mangelernährung herrscht. Für den Körper ist es jetzt sicher, wieder abzunehmen. An dieser Funktionsweise ändert auch die Hashimotothyreoiditis nichts.

Kapitel 5: Abnehmen mit Hashimotothyreoiditis

Abnehmen und schlanker werden ist für viele Menschen ein wichtiges Thema. Schlankheit gilt als Schönheitsideal und dick oder auch nur leicht übergewichtig will niemand mehr sein. Für Hashimotopatienten nimmt das Thema Abnehmen einen ganz anderen Stellenwert ein, denn sie haben häufig mit Übergewicht zu kämpfen und schaffen es durch die Hormonersatztherapie alleine nicht, wieder ihr Gewicht von vor der Diagnose Hashimoto zu erreichen.

Menschen in verzweifelten Lagen nehmen gerne Tipps an, die nicht immer gut sind. Gerade beim Thema Ernährung herrscht Verwirrung. Allerdings rückt das Thema immer mehr in den gesellschaftlichen Fokus, sodass Aufklärung darüber betrieben werden kann. Früher war es noch Dauerthema, ob Kartoffeln denn nun gesund sind oder nicht. Heutzutage weiß fast jeder, dass es auf Zubereitung, Herkunft und auch auf Kombinationen von Lebensmitteln ankommt. Zudem geht es ohne regelmäßigen Sport und Fitness nicht - aber von der richtigen Sorte.

Was aber hilft einem Hashimotopatienten wirklich beim Abnehmen? Was funktioniert und was schadet dem Körper eher?

Kapitel 5.1: Wie sollte die Ernährung aussehen?

Der Mensch braucht drei Makronährstoffe in genau dieser Reihenfolge: Protein, Kohlenhydrate und Fett. Es dürfen aber nicht irgendwelche Makronährstoffe sein, sondern die Richtigen. Protein sollte möglichst naturbelassen und fettarm sein. Hähnchen ist deswegen etwa besser als Schwein. Kohlenhydrate sollten langkettig und nicht kurzkettig sein, so sagt der Chemiker. Langkettige Kohlenhydrate sind etwa in Pflanzen zu finden. Durch ihre chemische Struktur braucht der Körper länger und wendet mehr Energie auf, um sie zu verdauen - der Zucker geht kontrolliert ins Blut. Bei kurzkettigen Kohlenhydraten, wie sie etwa in Süßigkeiten stecken, steigt der Blutzucker schnell an und genauso schnell wieder ab, es folgt die nächste Heißhungerattacke. Fette müssen naturbelassen sein, das Fett in einem Hähnchenbrustfilet reicht vollkommen aus. Fettiges Fast Food dagegen enthält gefährliche Fette, die zu weiteren Erkrankungen führen können.

Künstliche Zusätze braucht der Körper gar nicht. Dazu zählen etwa Geschmacksverstärker, Farb- und Aromastoffe, Konservierungsstoffe oder künstlicher Süßstoff. Für den Körper sind das nichts als Abfallprodukte, die er teilweise nicht einmal als Nahrung erkennen kann. Umso mehr braucht er jedoch Vitamine und Spurenelemente. Er braucht nicht viel davon, doch trotz der geringen erforderlichen Menge erfüllen diese Stoffe lebenswichtige Funktionen im Körper. Je nachdem, um welchen Stoff es sich handelt, können Mängel lebensgefährlich werden.

In der Praxis bedeutet das, dass fertig verarbeitete Lebensmittel gemieden und stattdessen selbst Gekochtes auf gesunder Basis häufiger gegessen werden sollte. Der Hauptbestandteil einer Mahlzeit sollte Protein sein, gefolgt von gesunden Kohlenhydraten und etwas Fett.

Wer sich dauerhaft so ernährt, schafft eine gesunde Grundlage, auf deren Basis ein normales Gewicht etabliert werden kann.

Kapitel 5.2: Sport und Hashimoto - geht das?

Zum gesunden Abnehmen gehört körperliche Bewegung. Dabei werden Fettzellen verbrannt und das Gewicht sinkt und sinkt immer weiter, bis es ein normales Niveau erreicht. Doch, was ist mit Hashimotopatienten - können sie überhaupt ausreichend Sport und Fitness treiben?

Die Hashimotothyreoiditis ist kein Hindernis. Es spricht nichts dagegen, mit einem sanften Fitnessprogramm anzufangen. Extremsport oder außerordentliche Leistungen sollten nicht das Ziel sein, denn das ist auch für einen gesunden Menschen nicht zwingend gut. Je sanfter und ganzheitlicher die Sportart, desto besser. Schwimmen oder Radfahren funktioniert für Hashimotopatienten gut. Wenn es ihnen ansonsten körperlich gut geht, können sie sich auch im Fitnessstudio anmelden und das ausprobieren. Sind sie durch weitere Erkrankungen körperlich eingeschränkt, kann der behandelnde Arzt ihnen Tipps geben, welche Sportarten für sie infrage kommen könnten.

Vorsicht ist aber mit Proteinpulver, Supplements und sonstigen Ernährungstipps geboten, die Fitnessbegeisterte gerne zu sich nehmen. Diese sind bei Hashimotothyreoiditis nicht unbedingt alle gut. Betroffene sollten wie bei allen Lebensmitteln darauf achten, dass sie möglichst lactosefrei glutenfrei und jodarm sind. Es ist immer eine gute Idee, eine solche Ernährung mit dem behandelnden Arzt abzusprechen - dieser kann mit Sicherheit sagen, ob eine solche Ergänzung gesund ist.

Kapitel 5.3: Von sinnvollen und unsinnigen Diäten

Abnehmen ohne Sport? Das klingt gut - funktioniert aber in den seltensten Fällen. Vor allem bei Hashimotothyreoiditis sollten Diäten kritisch unter die Lupe genommen werden, denn der Körper ist durch die Erkrankung der Schilddrüse mehr als genug vorbelastet.

Die meisten Diäten sind sogenannte Mangeldiäten. Sie sind immer nur für kurze Zeiträume gedacht, denn würde man sich dauerhaft so ernähren, gäbe das gesundheitliche Probleme. Sie setzen darauf, den Körper auszuhungern, wovon er so überrascht wird, dass die Pfunde in der ersten Zeit wirklich purzeln. Genauso schnell sind sie aber auch wieder auf den Rippen, denn der Körper versucht, die Verluste danach so schnell wie möglich auszugleichen. Es kommt zum bekannten Jo-Jo-Effekt.

Gesunde Menschen überstehen Diäten meist ohne weitere Schwierigkeiten. Bei Hashimotothyreoiditis sieht das anders aus. Dadurch, dass der Körper jetzt nicht mehr bekommt, was er braucht, kann sich die Symptomatik der Erkrankung verschlimmern. Viele Hashimotopatienten reagieren beispielsweise empfindlich auf Unterzuckerung und merken das sofort. Das kann bei einer Diät sehr schnell passieren. Nicht alle Patienten reagieren gleichermaßen auf eine Diät, manche merken auch gar keine Verschlechterung des Krankheitsbildes. Es ist allerdings nicht unwahrscheinlich, kann vermieden werden und hilft ohnehin nicht beim Abnehmen.

Kapitel 5.4: Intermittierendes Fasten

Bei vielen Hashimotopatienten hat intermittierendes Fasten gute Erfolge gezeigt. Hierbei handelt es sich nicht um eine Diät, sondern um eine Form von kontrolliertem Fasten. Dadurch, dass die Nahrungsaufnahme für kurze, gut auszuhaltende Phasen unterbrochen wird, hat der Darm Zeit und Ruhe, sich von seinem anstrengenden Alltag zu erholen. Im Darm befinden sich viele unserer Immunzellen - und das Immunsystem ist bekanntlich verantwortlich für Hashimotothyreoiditis.

Beim intermittierenden Fasten werden für Abschnitte von etwa 16 Stunden keine Mahlzeiten eingenommen und es gibt über den Tag verteilt nur noch zwei nahrhafte Mahlzeiten. Die 16-Stunden-Phase über Nacht sollte am besten schon abends beginnen, denn dann kann morgens zum Frühstück gleich die erste Mahlzeit eingenommen werden und nachts merkt man von möglichem Hunger ohnehin nicht viel. Trinken ist zwischendurch natürlich erlaubt und auch wichtig, doch es muss sich an Getränke wie Wasser, Tee oder in geringen Mengen auch Kaffee gehalten werden. Dieser Modus wird für mindestens 14 Tage eingehalten. Wer das gut verkraftet, kann auch dauerhaft intermittierend fasten und ab einer gewissen Uhrzeit abends nichts mehr essen.

Bei Hashimotopatienten hat intermittierendes Fasten gute Erfolge beim Abnehmen gebracht. Zugegeben: Disziplin erfordert es schon. Die meisten Menschen fasten über Nacht, essen dann Frühstück und entweder Mittag- oder Abendessen. Es reicht also nicht, eine schnelle Fertig-Pizza zu essen, denn bei nur zwei Mahlzeiten pro Tag liefert das nicht ansatzweise die Nährstoffe, die der Körper braucht. Das bedeutet, dass es erforderlich ist, die Mahlzeiten zu planen und sie so zusammenzustellen, dass der Körper trotzdem alle Nährstoffe bekommt, die er zum Leben braucht.

Beim intermittierenden Fasten kommen zwei Faktoren zusammen, die das Abnehmen unterstützen. Einerseits wird kontrolliert und planvoll gegessen. Es geht jetzt nicht mehr, dass kurz vor Feierabend schnell noch etwas Ungesundes eingekauft wird, Hauptsache es geht zügig und ist mit wenig Aufwand verbunden. Denn das merkt selbst jeder gesunde Mensch nach einem fettigen Burger und Pommes: Fast Food führt nur zu Heißhungerattacken. Wenn sie nicht wie früher gestillt werden können, da zwei Mahlzeiten pro Tag erlaubt sind, hat die schnelle Mahlzeit nichts gebracht. Dann lieber etwas Sättigendes und Nahrhaftes, das wirklich glücklich macht. Andererseits erlaubt inter-mittierendes Fasten dem Darm, sich auszuruhen. Im Darm sitzt ein Großteil des Immunsystems, das dadurch ebenfalls etwas zur Ruhe kommen kann, da es nicht permanent mit Nahrung konfrontiert wird und im Dauerbetrieb ist.

Kapitel 6: Über Hashimoto sprechen - aber wie?

Hashimoto ist keine Erkrankung, die man dem Menschen nicht ansieht. Sie führt zu Problemen mit dem Gewicht, kann äußerliche Symptome hervorrufen und sich auf die Seele auswirken. Früher oder später werden Kollegen, Freunde und natürlich die eigene Familie mitbekommen, dass Mama, Papa, die beste Freundin, die Tochter oder der Kollege aus der Buchhaltung nicht ganz gesund sein kann. Ob das Gespräch überhaupt geführt wird oder nicht, das entscheidet jeder Hashimotopatient für sich allein. Doch wenn, dann ist es wichtig, anderen zu erklären, was Hashimoto ist, wie es sich auswirkt und was das genau bedeutet. Ganz schön schwierig!

Kapitel 6.1: Wer muss von der Erkrankung wissen?

Hashimotothyreoiditis ist eine Erkrankung, die weder meldepflichtig noch ansteckend ist. Deswegen können Betroffene sie sehr privat handhaben. Sie müssen niemandem erklären, dass sie unter Hashimotothyreoiditis leiden - so zumindest ist es, wenn sie arbeitsfähig bleiben und nicht in einem Beruf arbeiten, der körperlich sehr anstrengend oder gefährlich ist.

In der Arbeitswelt braucht das Thema Hashimotothyreoiditis dem Arbeitgeber gegenüber nur dann angeschnitten zu werden, wenn es dadurch zu körperlichen Behinderungen gekommen ist. Denn diese wirken sich arbeitsrechtlich aus. Ein Hashimotopatient, der zugleich Vitiligo hat, könnte als behindert eingestuft werden - das müsste er angeben, auch wenn hier Vitiligo maßgeblich ist und nicht die Hashimotothyreoiditis. Depressionen hingegen können ebenfalls arbeitsunfähig oder eingeschränkt arbeitsfähig machen. Ist das der Fall, muss der Arbeitgeber auch das wissen - in diesem Fall wäre es sogar gut, die Hashimotothyreoiditis zu erwähnen, auch wenn man so weit gar nicht gehen muss. Denn je besser ein Arbeitgeber den Gesundheitszustand versteht, desto weniger muss er interpretieren und eigene (falsche) Schlüsse ziehen, sollte es einmal zu gesundheitlichen Problemen kommen.

Freunden, Verwandten und Kollegen gegenüber muss man von der Hashimotothyreoiditis gar nichts erwähnen, will es aber mit der Zeit vermutlich selbst tun. Die eigenen Eltern, die Kinder, der Partner, gute Freunde - sie sind eine wertvolle seelische Stütze. Dazu müssen sie aber verstehen, was Hashimoto ist und warum es dem Körper so zusetzt. Auch bei der Arbeit kann es sinnvoll sein, wenn zumindest die engen Kollegen wissen, wie Hashimoto sich auf die Arbeit auswirken kann. Das schafft Verständnis und sorgt dafür, dass sie gar nicht auf falsche Erklärungen für Müdigkeit, Antriebslosigkeit und andere typische Hürden im Berufsleben kommen können.

Kapitel 6.2: Wie lässt sich Hashimoto leicht erklären?

So, wie der Mediziner Hashimotothyreoiditis erklärt, verstehen viele Laien nicht, was das heißt. Die meisten Hashimotopatienten sind dazu in der Lage, sehr genau zu schildern, was in ihrem Körper vor sich geht. Jetzt aber muss die Erkrankung aus der Sicht der Mitmenschen gesehen werden. Sie haben nicht das Hintergrundwissen, um sich denken zu können, dass es auf die Stimmung drückt, wenn das Gewicht immer mehr und mehr wird. Sie können sich gar nicht vorstellen, was es heißt, nicht mehr alles wahllos essen zu können. Sie haben vielleicht nie die Erfahrung gemacht, morgens vor Antriebslosigkeit nicht aus dem Bett zu kommen und bleischwer müde zu sein. Woher sollten sie diese Gefühle auch kennen?

Um Hashimoto verständlich zu erklären, sollte man also gar nicht zu sehr darauf eingehen, was die Erkrankung ist und wie sie sich medizinisch und biochemisch auswirkt. Vielmehr sollte erklärt werden, welche Symptome sie hat, und dass diese nicht einfach weggedacht und überspielt werden können. Betroffene können ihren gesunden Mitmenschen auch erklären, was passieren würde, wenn sie sich nicht an bestimmte Ernährungs- und Verhaltensregeln halten müssen, denn das zeigt auf, wie wichtig diese sind.

Kapitel 6.3: Das Gespräch mit den eigenen Kindern

Bei Kindern ist in erster Linie wichtig, ihnen zu erklären, wie die Erkrankung sich langfristig auswirkt. Wenn sie hören, dass Mama oder Papa, Oma, Opa, Onkels oder Tanten krank sind, spielen sich immer Ängste und Vorstellungen davon ab, dass diese geliebten Menschen sterben könnten. Kleine Kinder äußern diese Ängste manchmal ganz offen, manche Kinder sprechen das nur zaghaft an, da sie eine mögliche schlimme Antwort nicht hören wollen. Ältere Kinder sind oft zurückhaltender. Sie denken zwar an dasselbe, sind aber gut in der Lage, sich durch die Erklärungen des Krankheitsbildes selbst zu beruhigen und auf einer rationalen Ebene zu verstehen, dass Hashimoto kein Todesurteil ist. Bei jedem Kind sollte empathisch auf die Angst eingegangen werden. Sie brauchen die Sicherheit vom Betroffenen selbst, dass er oder sie an Hashimoto nicht sterben wird. Einem kleinen Kind reicht das oft schon aus. Größere Kinder können erklärt bekommen, wie sich die Medikamente auswirken und welche Symptome gehen, welche bleiben können, damit sie vorbereitet sind auf das Leben mit einem Familienmitglied mit Hashimoto in ihrer direkten Umgebung.

Ein offenes Gespräch mit den eigenen Kindern ist nicht nur zur Aufklärung wichtig, sondern auch, da Hashimoto genetische Faktoren hat. Das heißt, dass die eigenen Kinder ebenfalls daran erkranken könnten. Verhindern lässt sich das nicht - egal, wie gesund der Lebensstil ist. Allerdings lässt es sich früh erkennen. Kinder, deren Eltern oder Verwandte mit ihnen offen über Hashimoto gesprochen haben, würden Anzeichen für eine Erkrankung bei sich selbst eher bemerken, da sie sie gut kennen. Das kann ein immenser Vorteil sein, denn dann können sie behandelt werden, bevor sie lange unnötig leiden und nicht wissen, was mit ihnen los ist, sollte Hashimoto auch bei ihnen ein Thema werden.

Kapitel 6.4: Hashimoto und die Partnerschaft

„Hey, du bist süß ... ich habe übrigens Hashimotothyreoiditis!", ist vielleicht nicht der beste Anmachspruch beim Dating. Jetzt ist es auch noch zu früh für dieses Thema, sofern man sich nicht gerade in einer Selbsthilfegruppe kennengelernt hat. Früher oder später muss man aber in der Partnerschaft darüber sprechen, denn in einem so engen menschlichen Verhältnis ist es fast unmöglich, Hashimoto zu verschweigen. Der Partner kann eine wertvolle Stütze in schweren Zeiten sein, wenn er denn weiß, was er beitragen kann, um einen kranken Lebensgefährten zu unterstützen.

Wichtig ist Hashimoto auch beim Thema Kinderwunsch. Männer haben damit weniger Probleme, können aber durch verschiedene Zusammenhänge ebenfalls weniger fruchtbar sein. Übergewicht etwa wirkt sich durchaus auch auf die männliche Fruchtbarkeit aus. Frauen trifft es dennoch oft schlimmer, denn sie leiden bei Hashimoto oft gleichzeitig an einem PCO-Syndrom. Es ist zwar nicht ausgeschlossen, dass sie Kinder bekommen. Allerdings sollten sie sich darauf einstellen, dass sie dafür die Hilfe eines Fertilitätsmediziners brauchen. Sofern ein Paar also Kinder will, sollten beide wissen, worauf sie sich einlassen.

Wann das Gespräch mit einer neuen Bekanntschaft geführt wird, muss natürlich jeder Hashimotopatient für sich alleine entscheiden. Es gibt nicht den einen richtigen Zeitpunkt. Sollte sich die Bekanntschaft ohnehin wieder auflösen, dann muss das Thema gar nicht angeschnitten werden. Schließlich sind Krankheiten eine intime Angelegenheit und das will man nicht mit jedem teilen. Mit der Zeit aber wird einem neuen Partner im Leben auffallen, dass der Mensch an seiner Seite jeden Morgen eine Tablette nimmt, manchmal niedergeschlagen und antriebslos ist - die Symptome lassen sich auf Dauer nicht verstecken und das will in einer guten Partnerschaft auch niemand müssen. Am besten stellt man sich auf ein längeres Gespräch ein, denn der neue Partner wird Fragen haben und zunächst sicherlich auch nicht verstehen, wie sich Hashimoto auswirkt und was das für die Beziehung bedeutet. Solche Fragen können anstrengend sein, bedeuten aber nur, dass der Partner versucht, so viel wie möglich darüber zu lernen, um darauf angemessen eingehen zu können.

Viele Hashimotopatienten stecken bereits in Beziehungen, wenn die Erkrankung ausbricht und diagnostiziert wird. Wenn noch nicht klar ist, was mit dem erkrankten Partner nicht stimmt, kann das zu Problemen führen. Es ist verständlicherweise für den gesunden Partner nicht angenehm, wenn die bessere Hälfte, die vorher gertenschlank und voller Lebensfreude war, jetzt auf einmal immer dicker, müder und unmotivierter wird. Dass sie gar nichts dafürkann, das ist zu diesem Zeitpunkt noch nicht klar. Umso wichtiger ist es, den gesunden Partner in die Ergebnisse der Arzttermine mit einzubeziehen und nicht für sich zu behalten, was gerade passiert. Eine gute Partnerschaft muss es aushalten, wenn Krankheiten zum Thema werden. Natürlich wird sich ein gesunder Partner für sich alleine Gedanken machen und den Schock verdauen müssen, wenn klar wird, was das wahre Problem ist. Das bedeutet aber nicht, dass die Gefühle weniger werden oder die Partnerschaft jetzt zerbricht. Beide brauchen jetzt sowohl Zeit und Raum für die eigenen Gedanken und gleichermaßen die seelische Unterstützung von- und füreinander.

Kapitel 7: Leben mit Hashimoto - geht das auch einfach?

Hashimotothyreoiditis kann das Leben eines Menschen phasenweise überschatten. Viele Patienten werden die Symptome trotz guter medikamentöser Einstellung nie vollständig los, und da die Erkrankung in Schüben kommt, geht es ihnen mal besser und mal schlechter. Wann das so sein wird, können sie nie vorhersehen. Kein Wunder, dass sie sich nur allzu oft fragen, ob das nicht auch einfacher geht. Hashimoto ist zwar gut behandelbar, aber dennoch keine Kleinigkeit. Betroffene Menschen sollten alles an Hilfe in Anspruch nehmen, was sie bekommen können - und wenn es nur ein vertrauensvolles Gespräch mit einer vertrauten Person ist.

Kapitel 7.1: Arzt und Vertrauensperson

Erste Anlaufstelle bei allen gesundheitlichen Fragen, Problemen und Unsicherheiten ist der behandelnde Arzt. Bestenfalls bleiben Hashimotopatienten langfristig beim gleichen Endokrinologen, der sie und ihre Krankengeschichte kennt und dadurch schneller auf eine Lösung kommt, sollte es zu Symptomen oder Problemen kommen. Nicht nur zu den Kontrolluntersuchungen und Neuausstellungen von Rezepten ist der behandelnde Arzt da, sondern auch, wenn Patienten konkrete Fragen oder spezifische Beschwerden haben.

Bei Hashimoto gilt wie bei jeder anderen Erkrankung, dass es nicht falsch ist, lieber einmal zu oft als zu wenig nachzufragen, wenn man sich Sorgen macht. Es besteht schließlich eine diagnostizierte Erkrankung, und es kann bei veränderten Symptomen, neuen Beschwerden oder anderen Auffälligkeiten durchaus sein, dass das mit Hashimoto zusammenhängt. Zudem geht Hashimoto mit einer Reihe möglicher begleitender Erkrankungen einher, die sich jederzeit bemerkbar machen könnten, und genau, wie die chronische Schilddrüsenentzündung von einer schnellen Erkennung und Behandlung nur profitieren. Zwar ist es nicht notwendig, wegen jeder kleinen Erkältung künftig den Arzt aufzusuchen - jeder Hashimotopatient kann selbst gut einschätzen, ab wann es sinnvoll wäre. Wenn sich Beschwerden aber nicht einer harmlosen Ursache zuordnen lassen, oder bekannte Symptome schlimmer werden, ist der Arztbesuch nur sinnvoll.

Zur Abklärung neuer oder ungewohnter Beschwerden ist der Arzt auch dann der richtige Ansprechpartner, wenn konkrete Fragen bestehen. Manchmal kann ein Anruf bei der Arzthelferin genügen; kann sie nicht weiterhelfen, wird sie einen Termin anbieten. Viele Hashimotopatienten wenden sich etwa mit Fragen zur Ernährung an ihren Arzt oder lassen sich durchchecken, wenn sie eine neue Sportart beginnen wollen. Der Arzt ist immer die sicherste Informationsquelle für alle medizinischen Fragen.

Kapitel 7.2: Diätassistenten helfen bei der Ernährung

Viele Hashimotopatienten haben bereits mit massivem Übergewicht zu kämpfen, wenn die Diagnose endlich kommt. Das Thema Ernährung und Abnehmen steht bei ihnen im Vordergrund, selbst wenn sie zunächst medikamentös versorgt werden müssen, damit auch alle anderen Symptome besser werden. Mit der Hormonersatztherapie alleine ist es aber noch nicht getan, davon allein wird das Übergewicht sehr wahrscheinlich nicht verschwinden. Daher setzen viele Hashimotopatienten mit der Zeit auf die Unterstützung durch einen Diätassistenten oder einer anderen Form von Ernährungsberatung.

Mit Hashimoto kann nicht mehr alles in rauen Mengen gegessen werden, denn der Stoffwechsel wird immer zu kämpfen haben. Da es sich um eine Autoimmunerkrankung handelt und der Darm einen nicht geringen Anteil des Immunsystems beherbergt, kann es zudem zu Unverträglichkeiten kommen, die den Patienten zur Umstellung der Ernährung zwingen. Das kann schnell so enden, dass er vor dem Regal im Supermarkt steht und scheinbar nichts mehr von den Lebensmitteln essen kann, die ihm ehemals geschmeckt haben. Bevor das passiert, sollte man sich lieber beratende Unterstützung holen und lernen, wie genussvolles Essen auch weiterhin funktionieren kann.

Kapitel 7.3: Psychologische Unterstützung

Nicht nur körperlich, auch seelisch hinterlässt Hashimoto Spuren. Die Diagnose allein kann manche Menschen schon aus der Bahn werfen, so erleichtert sie auch sind, endlich zu wissen, was ihnen fehlt - und dass sie in ein relativ normales Leben zurückkehren können. Hashimoto wirkt sich im Laufe der Jahre aber möglicherweise so stark auf den Körper aus, dass schwere psychische Belastungen auf den Patienten zukommen - oder, wenn begleitende Erkrankungen hinzukommen.

Psychologische Unterstützung ist bei jeder schwierigen Diagnose denkbar und möglich. Unmittelbar nach der Diagnose sollte man sich selbst die Zeit geben, damit zurechtzukommen, denn es ist vollkommen klar, dass der Schock erst einmal in den Knochen sitzt. Irgendwann werden dann die Anspannung der letzten Zeit und die Unsicherheit vom Patienten abfallen, denn er weiß jetzt auch, dass ihm mit guter Behandlung geholfen werden kann und das Schlimmste jetzt erst einmal überstanden ist. Das braucht seine Zeit und kann ebenfalls schwierig und herausfordernd werden, aber viele Betroffene schaffen das noch ohne psychologische Unterstützung. Wer hingegen für einen längeren Zeitraum über Wochen und Monate schwer mit der Gewissheit zurechtkommt, an Hashimoto zu leiden, kann und sollte sich bereits jetzt psychologische Unterstützung holen.

Notwendig wird sie dann, wenn Hashimoto Auswirkungen auf den Körper hat, die den Alltag und die Lebensqualität beeinträchtigen, oder wenn es zu begleitenden Erkrankungen kommt, die in ihren Auswirkungen schwer zu verarbeiten sind. Eine Diagnose wie Diabetes, das veränderte Aussehen im Falle einer endokrinen Orbitopathie bei Hashimoto, Übergewicht oder ungewollte Kinderlosigkeit durch ein begleitendes PCO-Syndrom sind keine Kleinigkeiten. Sie verändern den Alltag und die Zukunftsplanung eines Menschen gravierend und können ihn so sehr aus der Bahn werfen, dass er alleine nicht mehr mit seinem Gesundheitszustand zurechtkommt. Psychologen können helfen, die Realität zu akzeptieren und neue Perspektiven im Leben zu sehen, wenn eine alte Tür zugefallen ist. Jeder Psychologe und jeder Arzt versteht, dass Hashimoto und typische Begleiterkrankungen nicht von jedem locker weggesteckt und verarbeitet werden. Es ist ein Zeichen großer Stärke, sich helfen zu lassen - und es ist auch alles, was der Patient für sich alleine tun muss, damit es besser wird. Alle weiteren Schritte gehen unter professioneller psychologischer Anleitung viel leichter.

Kapitel 7.4: Selbsthilfegruppen

Vielen Hashimotopatienten hilft neben dem Gespräch mit dem Psychologen vor allem der Austausch mit anderen. Nichts tut der Seele mehr gut, als verstanden zu werden. Diesen Zweck kann eine Selbsthilfegruppe erfüllen.

Es gibt sie in vielen größeren Städten, denn Hashimotothyreoiditis ist keine ganz unbekannte Erkrankung. Sinn und Zweck ist es, sich über den Alltag mit Mitmenschen auszutauschen, die dasselbe durchmachen und wertvolle Erfahrungen weitergeben können. Es geht darum, von anderen Betroffenen zu lernen und sich gegenseitig zu helfen. Das Gefühl, angehört und verstanden zu werden, von Menschen, die dasselbe erlebt haben und gerade durchmachen, kann kein Gesprächspartner einem Hashimotopatienten geben, der diese Krankheit nicht am eigenen Leib erfahren hat.

Selbsthilfegruppen sind kostenlos und leben vom Engagement ihrer Mitglieder. Jede funktioniert anders. Basis sind die regelmäßigen Treffen, bei denen man sich offen unter Gleichgesinnten aussprechen kann und jeder zu Wort kommt. Jedes Mitglied kann in einem sicheren, geschützten Rahmen die eigenen Sorgen und Nöte aussprechen und wird verstanden. Darüber hinaus können Selbsthilfegruppen auch gemeinsame Unternehmungen organisieren oder sich in der Zeit nach ihren Gruppentreffen noch die Zeit vertreiben. Nicht selten finden sich in solchen Gruppen auch neue Bekannte und Freunde, die die eigene Lebenssituation mit Hashimoto verstehen.

Kapitel 7.5: Hilfe aus dem Netz

„Dr. Google" zu befragen ist auch bei Hashimotothyreoiditis keine gute Idee. Denn am Ende der Recherche denkt man doch wieder nur, alle möglichen Begleiterkrankungen und mehr zu haben. Wenn allerdings eine Selbsthilfegruppe nicht infrage kommt und man sich trotzdem austauschen will, sind Internetforen eine gute Idee.

Zu fast jeder Krankheit gibt es im WWW ein eigenes Forum. Hier können Betroffene ihre Fragen loswerden, manchmal werden sie sogar von Medizinern beantwortet. Obwohl das keine Diagnose ersetzen kann, kann es Hinweise in die richtige Richtung fürs nächste Gespräch mit dem behandelnden Arzt geben. Vielmehr geht es dabei aber um den Austausch mit anderen Hashimotopatienten. Die Atmosphäre ist ähnlich wie in einer Selbsthilfegruppe, mit der man sich persönlich trifft - nur anonymer. Vielen Betroffenen hilft das, sich überhaupt zu öffnen und zu erkennen, dass es anderen ebenso geht wie ihnen und Hashimotopatienten untereinander ganz anders miteinander reden können.

Dabei ist jedoch Vorsicht geboten. Eine Moderation durch einen Fachmann gibt es hier nicht. Jeder kann Beiträge veröffentlichen und somit auch Tipps geben oder Meinungen äußern, die nicht unbedingt hilfreich sind. Vor allem vor alternativen Therapien, die sich gegen die verordneten Medikamente richten, sollte man sich in Acht nehmen. Andere Hashimotopatienten können zudem nur Tipps geben, was bei ihnen gut geklappt hat - für medizinische Fragen oder bei Beschwerden sollte man sich immer noch an den behandelnden Arzt wenden.

Kapitel 8: Fazit

Die Diagnose Hashimotothyreoiditis ist kein Todesurteil und bedeutet auch kein verkürztes Leben. Die Krankheit verschwindet aber leider auch nicht nach kurzer Behandlung wieder spurlos. Als Autoimmunerkrankung wird sie nach ihrem Ausbruch den Betroffenen ein Leben lang begleiten und kann sich während ihrer Schübe oder in bestimmten Lebenssituationen immer wieder deutlich bemerkbar machen. Eine medikamentöse Behandlung ist möglich und auch notwendig - gesunde Ernährung und eine allgemein gesunde Lebensweise trägt ebenfalls Anteil daran, dass ein Hashimotopatient sich in seinem Körper wieder wohlfühlen lernt.

Hashimotothyreoiditis kann, muss aber nicht mit begleitenden Erkrankungen einhergehen. Da das Immunsystem schon einmal falsch auf gesunde, körpereigene Zellen reagiert hat, lässt es sich leider nicht ausschließen, dass auch andere Zellen des Körpers irgendwann angegriffen werden. Als Stoffwechselerkrankung können auch weitere Befunde rund um den Stoffwechsel mit der Zeit zum Krankheitsbild dazukommen. Patienten können sich dagegen am besten absichern, indem sie sich der Symptome dieser Krankheitsbilder bewusst werden und sich rechtzeitig ärztlich untersuchen lassen, wenn sie Veränderungen ihres Befindens bemerken.

Lebensqualität trotz Hashimotothyreoiditis ist dennoch nicht unmöglich. Vielen Patienten geht es kurz nach der Diagnose alles andere als gut - sowohl aufgrund dieser Erkenntnis als auch wegen der körperlichen Auswirkungen der Erkrankung bis jetzt. Übergewicht, Müdigkeit, Unverträglichkeiten und sogar Depressionen können das Wohlbefinden stark beeinträchtigen. Trotzdem ist die Lage nicht aussichtslos. Zunächst muss die richtige medikamentöse Einstellung gefunden werden, was schneller geht, je eher die Hashimotothyreoiditis erkannt und behandelt wird. Danach hat es jeder Patient ein Stück weit selbst in der Hand. Eine auf Hashimoto ausgerichtete Ernährung, die aus viel Gesundem besteht und Lebensmittel ausspart, die für Unwohlsein sorgen können, erspart dem Betroffenen so manche Beschwerden und wirkt sich langfristig förderlich auf die Lebensqualität aus. Selbst leichter Sport ist bei Hashimoto kein Problem, um das Übergewicht loszuwerden.

Wichtig ist ein behandelnder Arzt, dem man vertraut und der die Vorsorge gewissenhaft übernimmt. Hashimotopatienten müssen allein zur Verschreibung ihrer Medikamente regelmäßig dorthin gehen und müssen auch die Kontrolluntersuchungen ernst nehmen. Alle Fragen rund um das Leben mit Hashimoto sind beim behandelnden Arzt in den richtigen Händen. Es spricht also nichts dagegen, sich den Arzt genau anzuschauen, in dessen Hände man sich begibt. Stimmt das Verhältnis und herrscht Vertrauen, dann sind das beste Voraussetzungen und man fühlt sich als Patient sicher und gut versorgt. Falls psychologische Unterstützung sinnvoll ist, sollte man nicht zögern, auch diese zu beanspruchen. Der Schritt fällt vielen Menschen schwer, doch eigentlich ist er nur ein Zeichen von Stärke. Hashimotothyreoiditis ist keine Kleinigkeit und wer sich in dieser schwierigen Situation helfen lassen kann, tut alles, was er kann, um auch das seelische Wohlbefinden trotz Hashimoto zu pflegen.

Als recht häufige Autoimmunerkrankung rückt das Thema Hashimotothyreoiditis immer mehr in den gesellschaftlichen Fokus. Beinahe jeder hat schon einmal davon gehört, auch wenn viele gesunde Menschen sich nicht vorstellen können, was diese Diagnose wirklich bedeutet. Für Betroffene ist das trotzdem nur gut, denn je genauer das Umfeld weiß, was Hashimotothyreoiditis ist und wie es sich äußern kann, desto besser kann es auf einen Betroffenen eingehen und dazu beitragen, dass er ein weitestgehend normales Leben führen kann.

Impressum

Medical Academy wird vertreten durch:

Instyle Supply and Control Limited

20th Floor, Central Tower, 28

Queen's Road, Central, HK

Coverbilder

[creativelog] | [Fiverr]

Haftung für externe Links

Das Buch enthält Links zu externen Webseiten Dritter, auf deren Inhalt der Autor keinen Einfluss hat. Deshalb kann für die Inhalte externer Inhalte keine Gewähr übernommen werden. Für die Inhalte der verlinkten Webseiten ist der jeweilige Anbieter oder Betreiber der Webseite verantwortlich. Die verlinkten Seiten wurden zum Zeitpunkt der Verlinkung auf mögliche Rechtsverstöße überprüft. Rechtswidrige Inhalte waren zum Zeitpunkt der Verlinkung nicht erkennbar. Eine permanente inhaltliche Kontrolle der verlinkten Webseiten ist jedoch ohne konkrete Anhaltspunkte einer Rechtsverletzung nicht zumutbar. Bei Bekanntwerden von Rechtsverletzungen werden derartige Links umgehend entfernt.

www.ingramcontent.com/pod-product-compliance
Lightning Source LLC
Chambersburg PA
CBHW071229220526
45468CB00002B/772